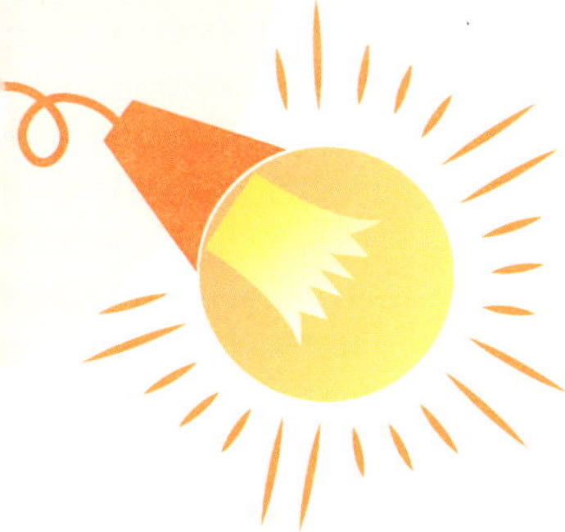

2023年上海市静安区科学技术协会科普资助项目（KP2023058）

糖妈的分娩之旅

段　霞　刘金凤　方秀敏　主编

同济大学出版社
TONGJI UNIVERSITY PRESS
·上海·

图书在版编目（CIP）数据

糖妈的分娩之旅 / 段霞，刘金凤，方秀敏主编. 上海：同济大学出版社，2025. 4. — ISBN 978-7-5765-1244-1

Ⅰ. R714.256

中国国家版本馆CIP数据核字第2024TT3785号

糖妈的分娩之旅
Tangma de Fenmian zhi Lü

主　　编　段　霞　刘金凤　方秀敏
责任编辑　王映晓　　**责任校对**　徐逢乔　　**封面设计**　王诗圆

出版发行　同济大学出版社　www.tongjipress.com.cn
（地址：上海市四平路1239号　邮编：200092　电话：021-65985622）
经　　销　全国新华书店
排　　版　上海三联读者服务合作公司
印　　刷　上海安枫印务有限公司
开　　本　710mm×1000mm　1/16
印　　张　8.75
字　　数　162 000
版　　次　2025年4月第1版
印　　次　2025年4月第1次印刷
书　　号　ISBN 978-7-5765-1244-1

定　　价　68.00元

编委会

主　编

段　霞（上海市第一妇婴保健院/同济大学附属妇产科医院）
刘金凤（上海市第一妇婴保健院/同济大学附属妇产科医院）
方秀敏（公惠医院）

副主编

饶　琳（上海交通大学医学院附属国际和平妇幼保健院）
董晗琼（上海市第十人民医院/同济大学附属第十人民医院）
郑雅宁（南京大学医学院附属鼓楼医院）

参编人员

（上海市第一妇婴保健院/同济大学附属妇产科医院）
（按姓氏笔画排序）

王悠炯　刘聪香　花　卉　苏　莉　何海燕　罗　婷
赵丽金　徐芸菲

前言

妊娠期糖尿病是一种在妊娠期间发生的糖代谢异常疾病，对母婴健康有严重威胁。随着高龄妊娠的影响及生活方式的改变，妊娠期糖尿病的发病率逐年上升。因此，了解并科学应对妊娠期糖尿病对于保障母婴健康尤为重要。

本书分为孕期篇、分娩篇、产后篇和新生儿篇四篇，精选临床高频问题，从妊娠期糖尿病孕妇（简称糖妈）的视角出发，主要通过问答的形式，讲解妊娠期糖尿病的围产期保健知识、妊娠期糖尿病的危害、糖妈对食物的选择、孕期的自我监护、分娩的准备与配合、产后照护宝宝等各种可操作的知识，直击糖妈及家属核心关切问题。

本书由上海市、江苏省多家医院的产科、儿科、产房、手术室等多科室专家联合编写，历经一年完成资料整合、临床案例研讨、循证医学验证以及多轮交叉审校。编写团队立足中国妊娠期糖尿病孕妇实际需求，融合官方指南最新共识，呈现筛查—干预—分娩—随访的全周期管理体系，确保本书科学性与实践指导价值并重。

本书图文并茂，文字通俗易懂，本书最后还为糖妈提供了血糖记录表和随笔页，支持动态记录血糖变化和身体、心情状况。希望本书能够帮助广大糖妈及家属走过这段人生中特殊的分娩和陪伴之旅！

目录

目录

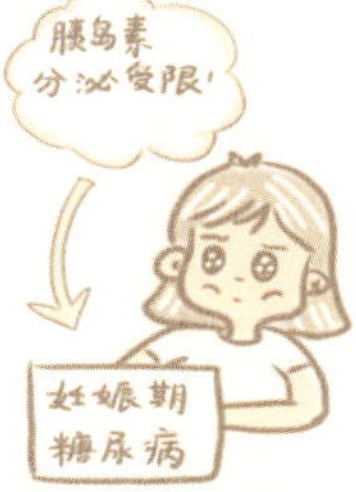

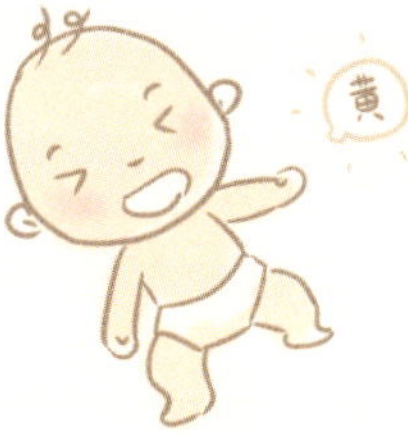

孕 期 篇

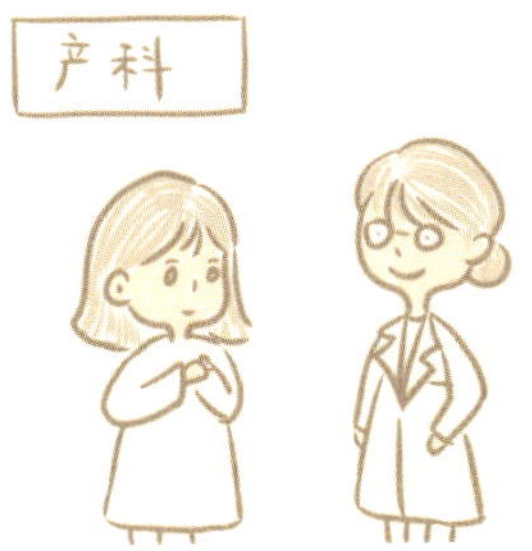

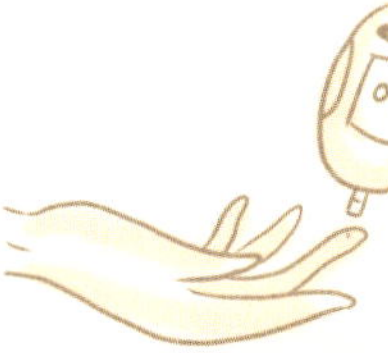
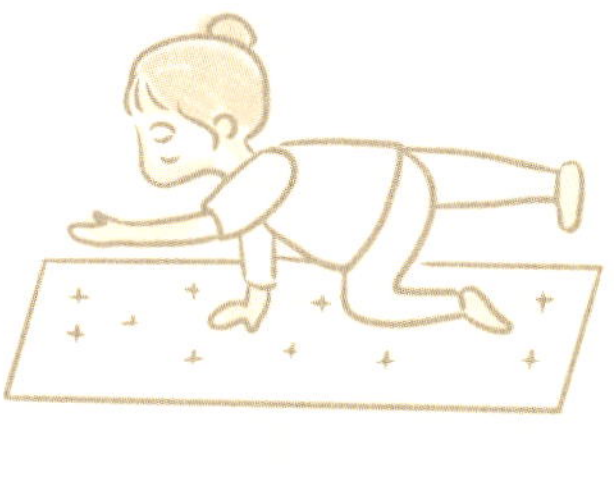
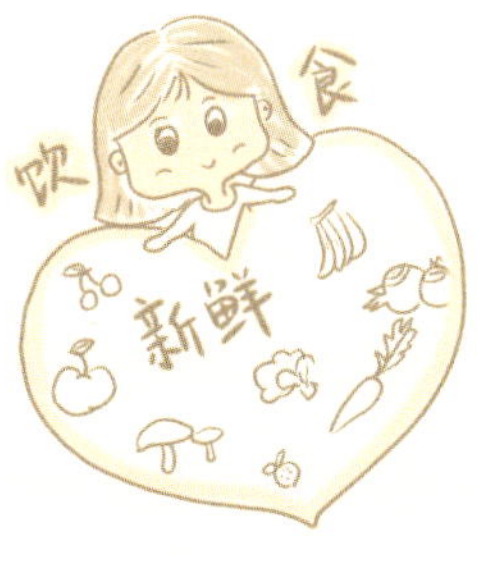

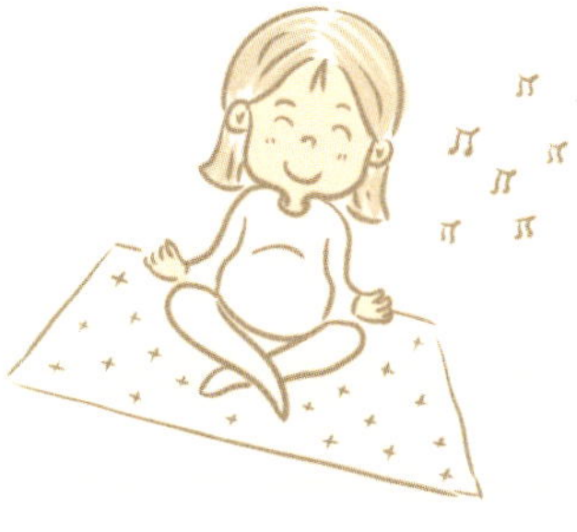

第一节　什么是妊娠期糖尿病?

妊娠期糖尿病（Gestational Diabetes Mellitus, GDM）是指孕妇在妊娠期间发生或首次发生的糖代谢异常疾病，是孕期常见的并发症之一。发病后，孕妇一般没有明显的症状，且分娩后多数孕妇的血糖可恢复正常。随着生活方式的改变、高龄孕妇的增多，妊娠期糖尿病的发病率逐年升高。

孕妇为什么会发生糖代谢异常

妊娠中晚期时，胎盘分泌的多种物质如肿瘤坏死因子、瘦素、胎盘生乳素、雌激素、孕酮等会拮抗孕妇体内的胰岛素分泌。为了维持体内血糖水平的稳定，孕妇对胰岛素的需求量越来越大，大多数的孕妇都能够分泌足够的胰岛素来控制血糖水平，但少部分孕妇胰岛素分泌受限、供不应求，就会出现妊娠期糖尿病或加重原有糖尿病。待胎儿、胎盘娩出，造成血糖偏高的因素消失，大部分患GDM的孕妇的糖代谢就恢复正常了。但患过GDM的孕妇在将来患2型糖尿病的风险会增加。

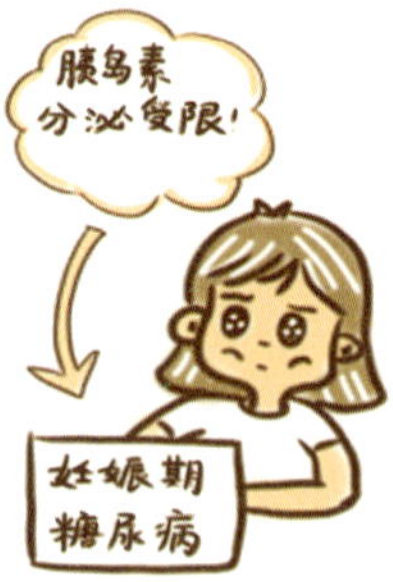

妊娠期的糖代谢异常还有可能是糖尿病合并妊娠，它与GDM的区别在于孕妇在孕前已经被诊断为糖尿病，即孕前糖尿病（Pregestational Diabetes Mellitus, PGDM）；或者孕前漏诊而在孕期首次确诊，即妊娠期显性糖尿病。

不管是GDM还是PGDM或妊娠期显性糖尿病，都需要通过饮食和运动等方式控制血糖，血糖控制标准也一样。糖尿病合并妊娠孕妇90%以上为GDM，PGDM不足10%，本书的内容主要针对患GDM的孕妇（简称糖妈）。

第二节　妊娠期糖尿病能预防吗?

妊娠期糖尿病的主要诊断方式是在孕中期进行糖耐量实验。准备怀孕及孕早期的女性可以通过孕前和孕期保健等来了解糖尿病的高危因素，并通过科学方法进行预防性干预，例如科学管理体重、改变生活方式等，从而降低疾病风险。

哪些人需要提高警惕

有些女性在妊娠期患GDM的风险会增加，需要在备孕及早孕时提高警惕，比如超过35岁的高龄孕妇，超重乃至肥胖（BMI ≥ 18.5）的女性，本身就存在糖代谢异常的女性，合并高血压、多囊卵巢综合征、血脂紊乱等情况的女性，以往怀孕时就被诊断为妊娠期糖尿病或不明原因巨大儿、羊水过多的女性，有糖尿病家族史的女性等。有上述情况者应在医生建议下进行更早期筛查以判断糖代谢的状态，明确是否患有PGDM。

预防措施有哪些

（1）科学备孕

科学备孕能让计划怀孕的女性身心处于更加健康的状态，增加怀孕成功率，降低孕期风险，包括以下几方面。

① 做好孕前体检，进行体格检查及营养代谢指标检测，可以尽早发现糖尿病及其他代谢性疾病，及时进行控制和治疗，降低发生GDM的风险。

② 肥胖女性通过合理饮食和运动提前控制体重，如果等怀孕了再减重则不是明智的选择。但是体重不应下降过快，以每周减轻0.45 ~ 0.9 kg为宜。

③ 合理、规律饮食，不挑食，不过度节食。备孕的女性提前3个月每天补充0.4 mg叶酸。

④ 适度运动。运动能增强身体各器官、各系统的适应能力，还能提高免疫力。备孕的女性可根据自己的身体情况进行每周2次以上、每次30 min以上的中等强度运动。

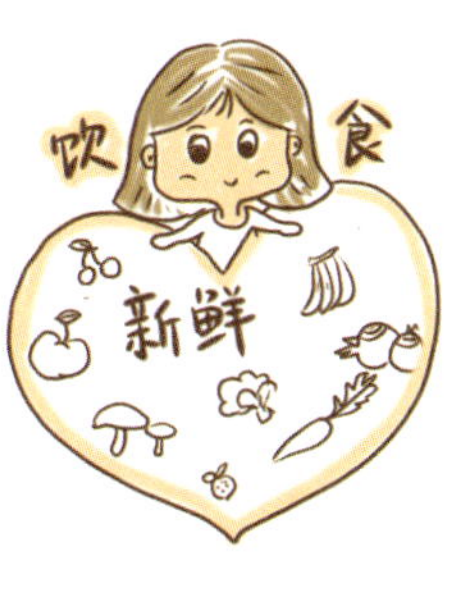

⑤ 停止吸烟、酗酒等不良生活习惯。

（2）合理控制孕早期体重

刚刚得知怀孕消息的家庭往往沉浸在喜悦的情绪里，长辈们的喜悦会表达在家里的饭桌上。他们考虑到胎儿需要营养，大鱼大肉轮着上，导致刚怀孕没几天，孕妇体重“噌噌”上涨。实际上，孕早期体重增长过快会增加GDM患病风险，孕早期应适度饮食，不需要过多增加食量，避免食用过多的高糖和高脂肪食物，宜选择富含纤维素、维生素和矿物质的新鲜蔬菜和水果。

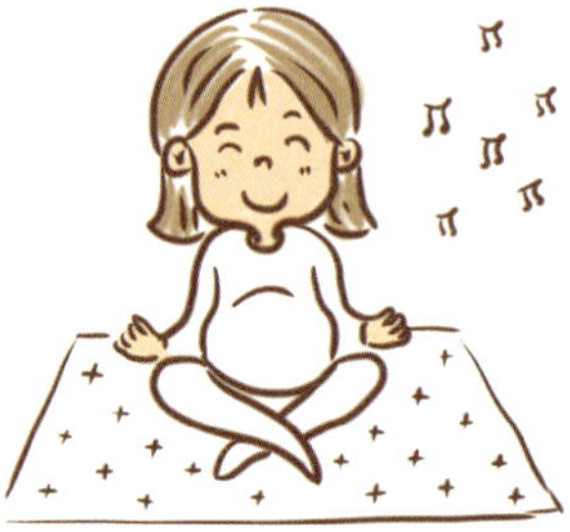

（3）规律作息，稳定情绪

长期失眠、熬夜会使人体交感神经兴奋，抑制胰岛素分泌，从而使血糖升高。建议备孕及孕早期的女性每天保证6~8 h的睡眠，养成规律的作息习惯。孕期压力也是引发妊娠期糖尿病的一个重要因素。孕妇应该采取积极的手段来减轻紧张、焦虑等不良情绪，如瑜伽、冥想、听音乐等，保持心情愉悦。

第三节　产检流程早知道

产检是什么，一定要做吗

产检即产前检查，是为妊娠期妇女提供的一系列医疗、护理建议及措施。产检通过对孕妇和胎儿的监护，能够做到对产前疾病早预防、早发现，提供正确的检查手段和医学建议，降低孕产妇和围产儿死亡率。因此，规律产检很重要。

孕期如何进行产检

产检的频率与孕妇的孕周有关。孕妇的基本情况不同、产检机构不同，产检的频率也会有些许不同。对于低危孕妇，一般从初诊到孕28周，每月检查1次；孕28~36周，每2周检查1次；孕36~40周，每周检查1次；孕40周以后还没有分娩的孕妇，需要更频繁地评估孕妇和胎儿的情况。有合并症或并发症的孕妇由产科医生根据实际情况增加检查次数。

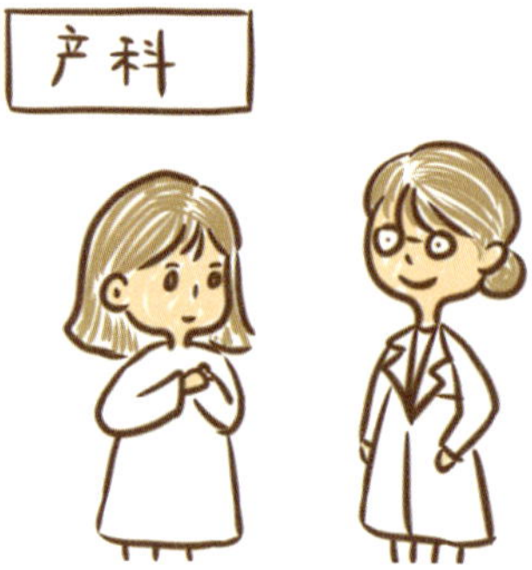

重要产检项目有哪些

重要产检项目

孕　周	项　目
6～13^{+6}周	初诊建档，风险评估（体格检查、抽血检查等）
11～13^{+6}周	颈项透明层检查
15～20^{+6}周	中期唐氏综合征产前筛查
20～24周	胎儿大结构畸形筛查（大排畸）
24～27^{+6}周	糖耐量检查
30周左右	胎儿生长发育评价
36周以后	定期胎儿电子监护，分娩风险评估

产检注意事项有哪些

按预约时间规律产检，孕妇去医院产检时应穿着宽松上衣、宽松裤子或者分体的裙子以及容易穿脱的鞋子，不要穿连裤袜。衣袖应便于卷起抽血，也便于医生测量宫高腹围、做B超检查等。

同时，应带好就诊卡、产检记录等文件。

糖妈空腹时间长容易引发低血糖，如果有空腹抽血的项目，一定要随身带上早餐，抽血完成后及时进食。

第四节　妊娠期糖尿病的诊断

本篇第三节提到，孕妇怀孕24～27^{+6}周需进行糖耐量检查，目前应用较多的检查方式为75 g口服葡萄糖耐量试验（Oral Glucose Tolerance Test, OGTT）。除了孕前或孕早期已经诊断为糖尿病的孕妇，其他孕妇都要进行该项检查。

什么是OGTT

OGTT是一种葡萄糖负荷试验，可以检测人体对血糖的调节能力，判断是否存在糖代谢异常。妊娠期糖尿病通常无明显症状，大部分人空腹血糖在正常范围内。但OGTT这个简单的试验能够排查确诊，医生即可根据检查结果及时给予饮食指导与治疗干预，稳定孕期血糖。

OGTT怎么做

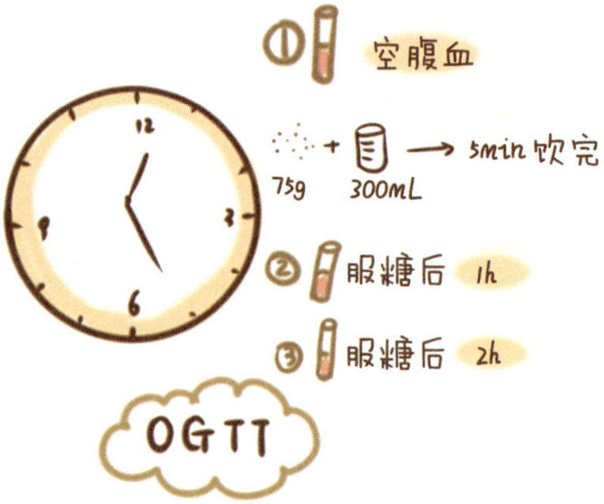

检查前，连续3天正常饮食，正常活动，不要刻意节食或低糖饮食；检查前禁食8～10 h，OGTT检查大约需要3h。

检查当日，于上午9点前静脉采血，检测空腹血糖，超时可能影响检查结果。之后，5 min内口服含75 g葡萄糖的水300 mL，或食用含75 g葡萄糖的馒头。从服糖第一口开始计时，分别在服糖后1h、2h抽取静脉血测定血糖水平。检查期间禁食、禁烟，并保持安静状态，避免剧烈活动和精神波动。

OGTT的诊断标准是什么

空腹时及服糖后1 h、2 h的血糖值应分别低于5.1 mmol/L、10.0 mmol/L、8.5 mmol/L。任何一个血糖值达到或超过上述标准即诊断孕妇为GDM。

第五节　妊娠期糖尿病的危害

GDM对母婴的影响程度取决于糖尿病的病情及血糖控制水平。

GDM对孕妇的影响有哪些

糖妈和正常孕妇相比，发生妊娠期高血压疾病的风险高2～4倍。当糖尿病合并肾脏病变时，妊娠期高血压及子痫前期的风险大幅增加。同时，糖妈更容易发生感染，而感染会加重糖代谢紊乱，甚至诱发酮症酸中毒等严重并发症。

在孕早期，高血糖可能导致胚胎发育异常甚至死亡、流产。在孕中、晚期，如果胎儿长期处于高糖环境，可能会导致躯体过度发育，发生巨大儿的概率明显增加，相应增加的还有难产、产道损伤、剖宫产、产后出血等风险。

糖妈羊水过多的发生率会比正常孕妇高10倍。在孕晚期，羊水主要来源于胎儿尿液。如果血糖控制不理想，胎儿尿量可能增多，进而羊水过多，增加早产风险。

糖妈再次怀孕时，复发妊娠期糖尿病的概率高达33%～69%，远期发展为2型糖尿病及心血管系统疾病的风险也更大。

GDM对胎儿的风险有哪些

孕早期高血糖有抑制胚胎发育的危害，可能使胚胎发育异常甚至死亡，也可能造成胎儿生长受限，胎儿严重畸形发生率大幅增加。孕中、晚期发生的酮症酸中毒可致胎儿窘迫甚至胎儿死亡。

由于糖妈的血糖水平异常，胎儿在子宫内也接收到了“过度的甜蜜”。处于高胰岛素血症环境中的胎儿生长发育过快，巨大儿的概率高于正常孕产妇3.5倍。

GDM对新生儿的危害有哪些

新生儿出生后，脱离了糖妈的高血糖环境，但新生儿体内依旧是高胰岛素血症的状态，巨大儿尤为明显。若不及时补充糖分，新生儿很可能发生低血糖，出现反应迟钝、拒绝进食、四肢颤抖、嗜睡等表现，严重者大脑甚至会发生不可逆的损伤。

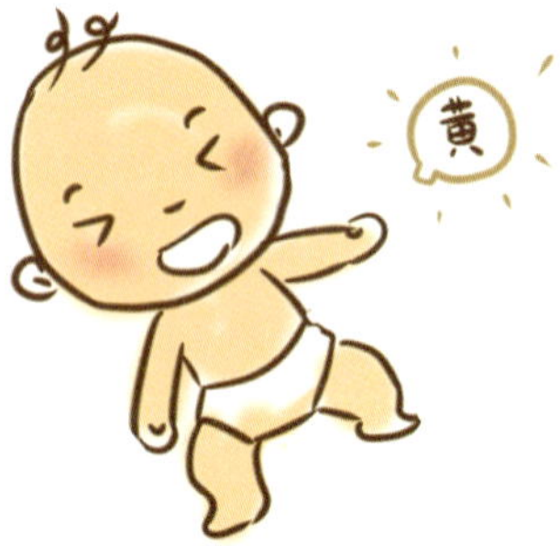

更须注意的是，胎儿在糖妈体内的高血糖和高胰岛素血症状态，会抑制肺泡表面活性物质的生成与存活，从而影响胎肺成熟，造成新生儿呼吸窘迫综合征、窒息及支气管肺发育不良、新生儿感染性肺炎等，也会有新生儿高胆红素血症的风险。

同时，宝宝远期更容易面临肥胖症、2型糖尿病和心血管系统疾病等问题，这些会对宝宝未来的生长发育产生深远影响。

第六节　糖妈孕期控制血糖的重要性

如果在整个孕期血糖控制良好，糖尿病对母婴的不良影响将明显减少，妊娠结局可与正常人群无异。因此，孕期控制血糖对于孕妇和胎儿都很重要。

孕期血糖监测指标

糖妈应定期到医院对血糖、营养状态、并发症、胎儿情况进行评估，并根据评估结果调整评估频率。常用的糖尿病监测指标包括血糖、糖化血红蛋白（HbA1c）。

血糖是评价血糖控制水平最直观的指标。孕妇可通过监测不同时间点的血糖，如空腹、餐后、睡前等，了解血糖变化规律。近年来，连续动态血糖监测也被用于孕期血糖管理，可以通过连续感应器监测血糖水平，显示血糖随饮食、运动、药物等事件的变化，从而了解孕妇血糖变化的趋势和个体化特征。

糖化血红蛋白用于评估血糖长期控制情况，是反映长期血糖水平的有效指标，也适用于OGTT不耐受或者拒绝行OGTT的孕妇。

孕期血糖控制目标

血糖主要通过末梢血糖、静脉血糖、HbA1c等指标来评价。孕期血糖控制的目标是，通过饮食调整、运动等方法使糖妈孕期的餐前血糖小于5.3 mmo/L，餐后1 h血糖小于7.8 mmol/L，餐后2 h血糖小于6.7 mmol/L，夜间血糖不低于3.3 mmol/L，HbA1c宜小于5.5%。

PGDM 患者孕期血糖控制应达到下述目标：孕早期血糖控制勿过于严格，以防低血糖发生。孕期餐前、夜间血糖及空腹血糖宜控制在3.3～5.6 mmol/L，餐后峰值血糖5.6～7.1 mmol/L, HbA1c小于6.0%。

无论是GDM还是PGDM，经过饮食和运动管理，妊娠期血糖仍达不到上述标准时，应及时加用胰岛素或口服降糖药物进一步控制血糖。

第七节 孕期如何监测血糖？

孕期监测血糖水平至关重要，最常用的方法是监测空腹和餐后的血糖。空腹血糖水平可以了解孕妇糖代谢的基础状态，并指导基础胰岛素的使用。了解餐后血糖水平有助于掌握餐后血糖的控制情况以及进食量与降糖药是否合适，从而更好地控制血糖。血糖监测可以到医院抽静脉血检测，也可以由糖妈独立完成。糖妈可自备一个微量血糖仪（以下简称血糖仪），并做好记录，为医生提供血糖信息，做出合理的治疗方案。

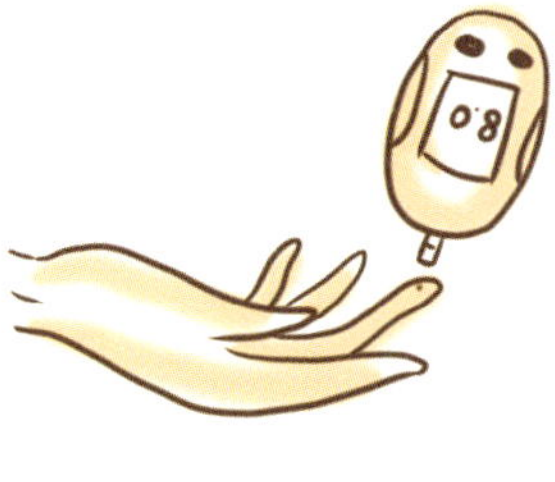

如何自我监测血糖

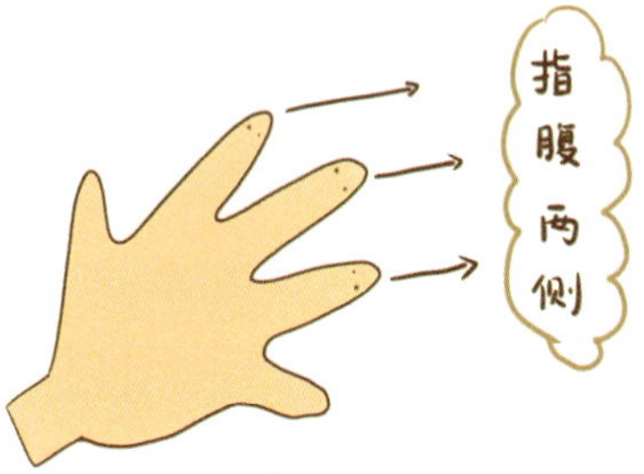

测血糖

准备用品：血糖仪、血糖试纸、酒精棉球、干棉签和采血针。

第一步：清洗并擦干双手，将血糖试纸正面朝上插入血糖仪。

第二步：用酒精棉球消毒手指，待干。

第三步：选择指腹两侧的任意位置，用采血针刺破手指（采血针不可循环使用）。

第四步：用干棉签擦去第一滴血，取第二滴血滴在血糖试纸上。

第五步：用干棉签轻压采血处。

第六步：稍等片刻，记录血糖数值。

什么时间测血糖

测血糖通常在早晨空腹时和三餐后2 h，共测4次。空腹血糖是清晨起床后，在进食早餐前所测的血糖值。餐后血糖时间是从吃第一口固体食物开始计算，比如早晨7点吃早饭，9点就是餐后2 h测血糖的时间。三餐进食时间应控制在30 min内完成，每天测量时间尽可能在固定范围内。如果糖妈的血糖控制稳定，可调整为每周至少测量1次全天血糖，包括空腹血糖及三餐后2 h血糖共 4 次。如果血糖过高或处于使用胰岛素治疗期间，需加测夜间睡前血糖和三餐前30 min血糖。

血糖仪测血糖的注意事项

（1）采集部位：采血一般选用无名指、食指或中指的指腹两侧，这些位置痛感较低，且不影响日常生活。为保证血流顺畅，采血前将所选的手指从指根到指尖来回按摩5～6次，使手指充血，利于采血；或者下垂手臂10 s，低于心脏水平，更利于采血。

（2）手指皮肤的完整性：选择测血糖的手指皮肤完好、无破损、无皮疹是非常重要的，有瘢痕或出疹子的手指不宜采血。

（3）血糖试纸保存在干燥阴凉的地方，避免阳光直射，每次使用前检查试纸的有效期。

规范记录血糖值

准确、规范地记录血糖值有助于孕妇了解自己的病情，积极有效地控制血糖，也能给医生提供参考。本书最后附有记录血糖的表格，便于糖妈使用。

第八节　糖妈孕期体重管理

孕期体重管理是确保母婴健康的关键措施之一，它包括总体增重和每周增重的控制，以确保孕妇体重在正常范围内。孕早期指妊娠14周以前，孕中期指孕14～27^{+6}周，孕晚期指孕28周以后。孕前体重指孕前3个月内的平均体重，分娩前体重指分娩前一周内最后一次称得的体重，孕期增重总值指分娩前体重减去孕前体重所得数值，体重指数（BMI）指体重（kg）除以身高的平方（m^2）。孕期增重总值目标应根据孕前体重和身高来确定，以确保孕妇体重合理增长，胎儿的出生体重适中。

下表是根据孕前体重指数的不同情况制定的体重增长目标。孕前正常体重的孕妇应在孕期增重8～14 kg。

孕前超重或肥胖的孕妇推荐控制孕期增重幅度

指标	体重增长幅度			
孕前BMI（kg/m^2）	＜18.5 偏瘦	18.5～24 正常	24～28 超重	≥28 肥胖
孕早期增长（kg）	≤2	≤2	≤2	≤2

（续表）

指标	体重增长幅度			
孕中晚期每周增长（kg）	0.37 ~ 0.56	0.26 ~ 0.48	0.22 ~ 0.37	≤0.3
建议增重总值（kg）	11 ~ 16	8 ~ 14	7 ~ 11	≤9

中国营养学会团体标准《中国妇女妊娠期体重监测与评价》（T/CNSS 009−2021）

表中推荐值适用于我国妇女单胎自然妊娠体重增长的评价，不适用于身高低于 140cm 或妊娠期体重高于 125 kg 的妇女。

本表也不适用于双胎的孕妇。双胎的孕妇因为需要满足两个胎儿的营养需求，孕期的体重管理目标略有不同，故针对不同孕前体重的双胎孕妇的体重增长目标为：①孕前正常体重的双胎孕妇应在孕期增重 16.8 ~ 24.5 kg。②孕前超重的双胎孕妇应控制孕期增重，推荐范围为 14.1 ~ 22.7 kg。

什么时间称体重比较好

建议孕妇孕期规律称重。最佳的称重时间是每周的同一天，最好在早晨起床后，空腹状态下进行称重，以确保准确性。

如何控制体重增长

控制孕期体重增长的关键在于合理健康的饮食和适度的运动，以下是一些建议。

① 饮食：选择均衡的饮食，包括蔬菜、水果、全谷类、蛋白质和适量的优质脂肪。避免过多的高糖和高脂肪食物。

② 运动：保持适度的体育锻炼，例如散步、孕妇瑜伽等，具体的运动方式和频率应咨询医生，不要过度运动。

③ 定期产检：定期由医生进行孕期检查，以确保母体和胎儿的健康。

饮食和运动的建议会在后文详细介绍。

第九节 糖妈一天的饮食安排

合理饮食是控制好体重的关键一步，糖妈在制定饮食方案前应进行全面评估，建议由专业营养师根据孕妇孕前 BMI、血糖水平、饮食习惯、个人偏好、经济水平等，提供个体化的饮食方案。

每天摄入热量

糖妈不同孕前 BMI 对应的每日推荐能量摄入量

孕前BMI	推荐能量摄入（kcal /d）
＜18.5	2 000～2 300
18.5～24.9	1 800～2 100
≥25.0	1 500～1 800
孕早期	不应低于1 500
孕晚期	不应低于1 800

举例说明，糖妈小依的身高是165 cm，孕前体重60 kg。计算孕前 BMI=体重（kg）/身高的平方（m^2），即$60/1.65^2=22$。根据上表，孕前属于理想体重（BMI 18.5～24.9），每天所需的能量就是1 800～2 100 kcal。如果孕妇身高是165 cm，而孕前体重是80 kg，则孕前$BMI=80/1.65^2=29$。根据上表，孕前属于肥胖体重（BMI ≥ 28）的，每天所需的能量则为1 500～1 800 kcal。如果是多胎妊娠者，可在单胎基础上适当增加200～300 kcal/d。

全天能量的分配

糖妈的饮食要注意荤素搭配，碳水化合物摄入量占比50%～60%为宜，蛋白质摄入量占比15%～20%为宜，脂肪摄入量占比25%～30%为宜。糖妈的饮食可以采取少食多餐原则，常规饮食计划包括3顿正餐及2～4次零食。

三餐的能量分配

三餐的能量可以进行分配，早、中、晚餐分别占每日摄入总能量的10%～15%、30%和30%，每次加餐的能量可以占5%～10%。

同类食物在一定重量内所含的蛋白质、脂肪、碳水化合物营养和能量相近，可以相互交换。某食物能提供90 kcal时，该食物重量计为“1份食物交换份”。采用食物交换份进行膳食搭配，称为食物交换法。比如，糖妈小依每天所需的能量是1800 kcal，换算成食物交换份是20份。制定食谱时，可灵活互换，避免糖尿病食谱过于单调。举个例子，1个鸡蛋提供90 kcal能量，瘦肉50 g或豆腐100 g也提供90 kcal能量，都可看作1份食物交换份。在制作食谱时，三者就可以互相转换，让三餐的热量在可控范围内。

第十节　糖妈一天的食谱举例

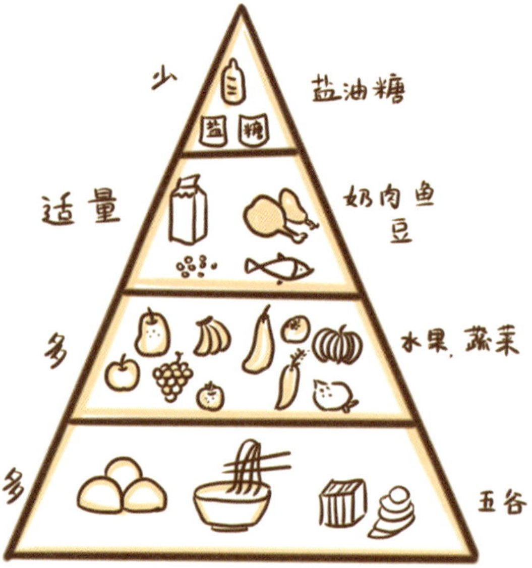

本篇第九节讲了能量如何分配，但内容有点抽象，实际操作时可能会无从下手。本节通过食谱举例来告诉糖妈，如何才能做到合理饮食。

饮食原则

想要做到合理饮食，就要把握饮食的大原则，即足够的碳水化合物、高纤维素、适量蛋白质、优质脂肪并摄入充足的水分。在食物种类的选择上，基本原则是尽量选择低GI（Glycemic Index，血糖生成指数）的食物，如粗粮、豆类、蔬菜等。同时，增加膳食纤维的摄入，延缓胃排空和血糖升高的速度，增加饱腹感。蛋白质是组成人体组织和器官的基本物质，也是胎儿生长发育所必需的。每天应该摄入80~100 g的优质蛋白质，如鸡蛋、牛奶、鱼虾、豆制品等。优质脂肪可以选择坚果、牛油果、豆类、种子、高脂鱼类（三文鱼、鲱鱼、沙丁鱼、金枪鱼）等。

糖妈每天的饮水量

推荐糖妈采用分餐制度，定时定量。每天应该将三餐分成六小餐，并且在固定时间进食。这样可以避免过度饿或撑，保持血糖稳定。每天应该保证至少2000 mL的水分摄入，并且最好选择白开水或淡茶等无热量、无添加剂的液体。少喝含有果汁、果粒、奶油等高碳水化合物或高脂肪成分的甜品类饮料。

饮食方面有哪些需要特别注意的呢

尽量避免吃含糖量高的食物，如蜂蜜、果酱、巧克力、糖果、甜点等。如果孕妇喜欢甜食，可以选择一些低热量或无糖的代用品，如代糖、无糖口香糖等。

淀粉含量高的食物尽量少吃，如白米饭、白面包、土豆等。如果要吃主食，可以选择一些低GI或富含纤维的食物，如粗粮、杂豆、全麦面包等。如果吃杂粮出现腹胀、消化不良等情况，起初可以少量添加杂粮，慢慢增加杂粮的含量，让肠道有个适应的过程。

避免高盐、高糖、高脂食物的摄入，如肥肉、油条、炸鸡等。这些食物不仅会增加血脂和体重，还会影响胰岛素分泌的敏感性。

新鲜水果和蔬菜多多益善，但要注意控制数量和种类。水果中含有天然果糖，也会影响血糖水平。一般来说，每天可以吃200~300 g的水果，并且最好选择一些低GI或富含纤维的水果，如草莓、西柚、苹果等。蔬菜中含有丰富的维生素和矿物质，也有利于血糖控制。一般来说，每天可以吃500~800 g的蔬菜，并且最好选择一些深色或叶类的蔬菜，如菠菜、芹菜、西兰花等。

烹调方式也很重要，糖妈的饮食最好采用健康的烹调方式，多用蒸、煮、烧、烤、凉拌，避免油炸。

有没有比较方便的食谱推荐

以一个正常体重（孕前BMI为18.5～24.9）的单胎糖妈为例。

早餐：全麦面包35g（或燕麦、玉米等粗粮）+牛奶200 mL（或无糖豆浆）+鸡蛋1个。

早加餐：苹果1个200g，或草莓300 g，或西瓜（带皮）500 g。

午餐：糙米饭100 g+红烧鲫鱼1条（或水煮虾100 g，或牛肉50 g）+清炒菠菜150g（或其他绿叶菜）+紫菜蛋花汤200 mL。

午加餐：无糖酸奶130 mL+核桃5 g（或杏仁、开心果等）。

晚餐：荞麦面条100 g+牛排50 g（或鱼虾100）+炒芹菜150 g+冬瓜汤200 mL。

晚加餐：牛奶200 mL+苏打饼干20 g（或全麦面包）。

以上是简单易做的糖妈一天食谱，孕妇可以根据自己的口味和喜好进行调整。比如，全麦面包可换为燕麦片、玉米或饼干，牛奶可换为豆浆或无糖酸奶，鲫鱼可换为带鱼、草鱼或水煮虾，牛排可换为鸡肉、鸭肉或瘦猪肉，菠菜可换为青菜、白菜、芹菜…… 但是要注意控制每顿饭的主食量，不要超过50～100 g，以免血糖升高过快。同时，要保证每天吃500～800 g的蔬菜和200～300 g的水果，以补充维生素和纤维素。另外，还要注意适当增加优质蛋白质和不饱和脂肪酸的摄入，如鸡蛋、牛奶、豆制品、坚果、深海鱼等，以促进胎儿的生长发育和保护母体的健康。

第十一节　糖妈如何选择水果

水果是富含维生素、矿物质、膳食纤维和抗氧化物质的食物，对于孕妇和胎儿的健康有积极作用。但是，水果也含有一定量果糖和葡萄糖，过量食用会对血糖产生影响。因此，糖妈在进食水果的时候，要注意适量原则。

选择水果的原则

（1）选择低GI和低GL（Glycemic Load，升糖负荷）的水果。GI是指食物中的碳水化合物对血糖升高的影响程度，GL是指食物中的碳水化合物对血糖升高的总量。一般来说，GI小于55和GL小于10的水果对血糖影响较小，可以适量食用。

（2）控制每天吃水果的总量和次数。根据中国营养学会的建议，糖妈每天水果应控制在200 g左右，并且分成2～3次吃，时间最好选择在两餐之间或者餐后2 h吃。

推荐哪些水果

（1）苹果：苹果含有丰富的维生素、矿物质和膳食纤维，具有降低血糖、降低胆固醇、预防便秘等作用。苹果的GI值为38，GL值为6，属于低GI和低GL的水果，适合糖妈食用。但是要注意不要吃过多，每天最好不要超过1个。

（2）梨：梨含有丰富的水分、维生素和膳食纤维，具有清热解毒、润肺止咳、利尿消肿等功效。梨的GI值为38，GL值为4，也属于低GI和低GL的水果，适合糖妈食用。同样要注意不要吃过多，每天最好不要超过1个。

（3）猕猴桃：猕猴桃含有丰富的维生素C、钾、镁等微量元素，对于增强免疫力、降血压、抗氧化等都有好处。猕猴桃的GI值为52，GL值为4，属于中GI和低GL的水果，适合糖妈食用。也不要吃过多，每天最好不要超过2个。

（4）草莓：草莓含有丰富的维生素C、叶酸、抗氧化物质等营养素，具有增强免疫力、促进血液循环、预防神经管缺陷等作用。草莓的GI值为40，

GL值为1，属于低GI和低GL的水果，适合糖妈食用。每天最好不要超过300 g。

（5）柚子：柚子含有丰富的维生素C、钙、铁等营养素，具有预防感冒、降血脂、抗衰老等作用。柚子还含有一种特殊的物质——柚皮甙，可以帮助降低血糖。柚子的GI值为25，GL值为3，属于低GI和低GL的水果，适合糖妈食用，每天最好不要超过半个。

除了以上这些水果，糖妈还可以适量食用其他低GI和低GL的水果，比如李子、杏、枇杷、橄榄、木瓜、杨桃等。

吃哪些水果对血糖不友好呢

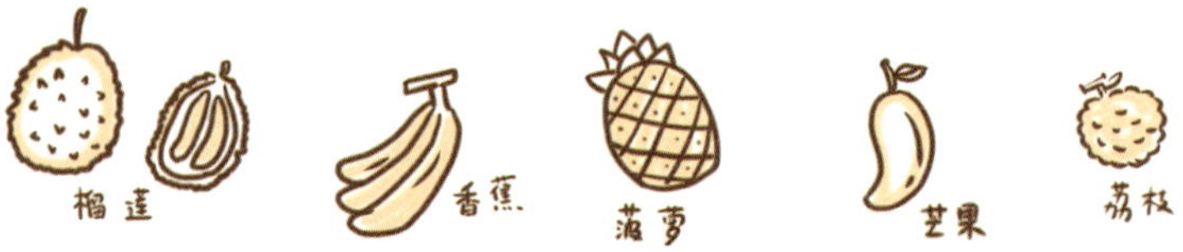

糖妈应避免吃高GI和高GL的水果，比如榴莲、香蕉、菠萝、芒果、荔枝等，这些水果容易导致血糖升高。也要避免吃加工过的水果，比如黄桃罐头、果脯、果酱等，这些食物往往含有添加剂或更多的碳水化合物，而且失去了大部分的膳食纤维，对血糖升高的影响更大。

没时间吃水果，可以榨新鲜果汁吗

不推荐鲜榨果汁，因为果汁在制作过程中，不仅会丢失果肉中大部分的膳食纤维、维生素和矿物质，还会产生新鲜水果中所没有的游离糖。游离糖可以快速进入血液，导致血糖水平迅速升高。

第十二节　糖妈如何补充孕期营养素

人体所需的很多营养素都靠饮食直接提供，为了保证营养素摄入的均衡，糖妈孕期也可以选择一些营养补充品，如复合维生素、钙片、铁剂等。那么，糖妈在孕期应该如何选择营养素呢？富含各种营养素的食物种类分别有哪些呢？

听说纤维素对糖尿病十分友好，是吗

是的，膳食纤维可以有效降低食物的血糖指数，延长食物在胃肠道的排空时间，在减轻饥饿感的同时，还可延缓葡萄糖的吸收，从而降低餐后血糖。因此，建议糖妈们选择谷类、蔬菜、水果等富含纤维素的食物。

孕期需要补充哪些维生素，如何在日常饮食中获取

糖妈们需要摄入足够的维生素，包括维生素D、维生素B_1、烟酸（维生素B_3）、维生素C等，以维持身体正常功能和胎儿的发育。

维生素D的补充有助于2型糖尿病患者的血糖控制和胰岛素抵抗改善。摄入海洋鱼类肝脏，进行户外活动，多晒太阳，都是获得维生素D的途径。

维生素B_1可降低并发微量白蛋白尿的2型糖尿病患者体内的尿蛋白排泄量。全谷物、豆类、坚果和动物内脏中的维生素B_1含量丰富。

烟酸是葡萄糖耐量因子的组成成分，有增加葡萄糖的利用及促进葡萄糖转化为脂肪的作用。全谷物及坚果类、动物内脏等是烟酸的良好来源。

补充维生素C可辅助降低2型糖尿病患者的空腹血糖和糖化血红蛋白水平。新鲜的蔬菜、水果富含丰富的维生素C。

孕期需要额外补钙补铁吗

糖妈们的确需要多摄入富含钙、铁、锌、硒等矿物质的食物。

奶制品是较优质的钙来源，其钙含量丰富，吸收率较高。此外，一些豆制品、海产品、肉类、禽蛋等食品同样可以提供丰富的钙质。

锌可降低糖尿病患者的血糖和HbA1c水平。硒对糖尿病有辅助治疗作

用，可辅助降低2型糖尿病患者的血清胰岛素水平以及改善胰岛素抵抗状态。海产品、肉类和动物内脏都是锌、硒的良好来源。

研究表明，铁可能通过氧化应激、炎症作用等多方面影响引起糖代谢紊乱，并导致GDM的发生。因此，常规预防性补铁并不适用于所有孕妇，建议糖妈咨询医生，根据个体情况推荐合适的补铁方案与剂量，规避补铁不足及补铁过量对糖妈及胎儿的不良影响。

第十三节　糖妈的运动方式和强度

运动是糖妈的制胜法宝，合理的运动对糖妈非常重要。运动既可以帮助降低血糖水平、改善身体健康，还可以提高生活质量。对于糖妈的运动方式和强度有哪些科学建议呢？

运动有哪些益处

（1）长期运动可以增加肌肉质量，控制孕期体重增加，提高组织对胰岛素的敏感性，显著降低妊娠期糖尿病的患病风险。

（2）孕期运动可以维持或改善心肺功能、肌肉力量和身体柔韧性，使身体的协调性和灵活度提高；预防或减轻腰痛和骨盆束带痛；缩短第一产程，降低子痫前期、巨大儿和剖宫产的风险。

（3）孕期适度运动还可以改善心血管结局和妊娠期胰岛素抵抗状态，有利于血糖控制，并预防GDM合并肥胖相关的不良妊娠结局。

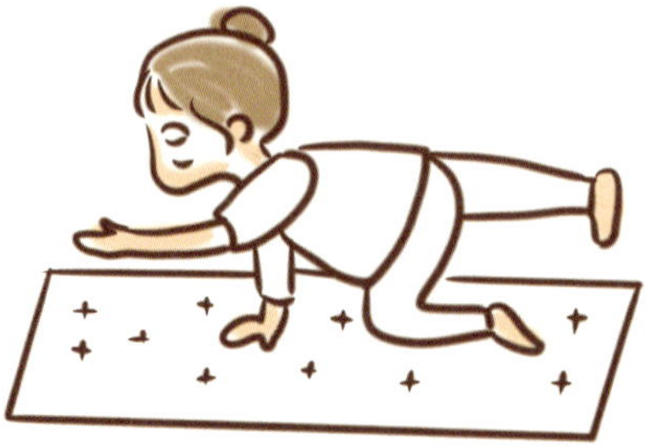

产后进行运动还可以降低2型糖尿病的风险。

总之，运动的益处非常多，建议所有无运动禁忌证的糖妈在妊娠前、妊娠期间及妊娠后将运动作为健康生活的一部分，并长期坚持。

孕期可以选择哪些运动方式呢

糖妈可以选择多种类型的运动方式，如有氧运动、抗阻力训练等。有氧运动可以提高心肺功能和代谢率，有助于燃烧多余的脂肪和控制血糖，建议糖妈可以将有氧运动作为主要的运动方式。有氧运动包括步行、游泳、固定自行车、慢跑、改良后的瑜伽、普拉提、太极运动和低冲击的球拍类运动等。抗阻力训练可以增加肌肉质量、改善体力和骨骼健康，建议糖妈进行低负荷的抗阻训练，如利用弹力带进行训练。

但是糖妈应注意尽量避免刺激性、高强度的运动：①对抗性运动，如冰球、拳击、足球和篮球；②具有较高跌倒或撞击风险的运动，如滑雪、滑水、冲浪、越野自行车等；③潜水；④跳伞；⑤高温瑜伽或高温普拉提；⑥重负荷的力量训练；⑦妊娠3个月后进行仰卧运动。

在进行运动时需要注意：

（1）定期测量血糖水平，了解运动对血糖的影响。

（2）运动前进行适当的热身，减少受伤的风险。

（3）避免长时间的久坐及剧烈运动，以免出现低血糖的情况。

（4）在运动过程中，随身携带一些糖果，以备不时之需。

如何掌握运动的强度

运动强度应该适中，不宜过强或过弱。可以监测心率来控制运动的强度，一般建议运动心率维持在最大心率的50%～70%。除此之外，还可以使用“说话测试法”，即在运动过程中，能够与他人进行简单的对话，但稍感气促。若出现胸闷、头晕或其他不适症状，立即停止运动，并咨询医生的建议。

运动对于糖妈来说是一项重要的自我管理工具，可以帮助控制血糖、改善身体健康。选择适合自己的运动方式和控制运动强度，遵循医生的建议，定期监测血糖，糖妈就可以享受到运动带来的益处，从而提高生活质量。但请糖妈始终在安全和适宜的范围内进行运动，当有任何疑问或不适时咨询医生的建议。

第十四节　如何应对孕期便秘?

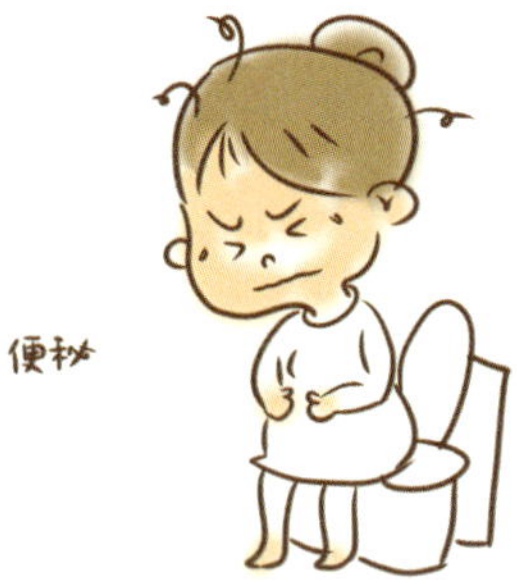

便秘表现为每周排便少于3次、粪便干硬、排便困难，不仅在孕妈这个群体中发生率高达11%~38%，在非孕人群中也是一种十分常见的症状。孕期便秘大部分在孕中、晚期出现，这与胎儿增大导致子宫增大，压迫肠道，影响结肠运动有关。有时候，便秘甚至会一直伴随着孕妈们走过“漫漫产检路”，直到宝宝呱呱坠地，严重影响孕妈的生活质量和身心健康。

孕期便秘的危害

孕期便秘不仅仅是腹胀腹痛、影响生活质量那么简单。由于部分便秘的孕妈肠道菌群失调、益生菌减少，肠道黏膜的保护层削弱，分泌的毒性因子进入体内损伤胰岛细胞，从而增加妊娠期糖尿病的发生风险。同时，一些孕妈在孕期偏好精细饮食，补充了过多的动物性食物，致使粪便干结，在排便过程中不断对肠道黏膜及血管造成刺激，加重静脉曲张，从而引起痔疮，更增加了孕妈的排便不适感，降低排便意愿，造成恶性循环。甚至，便秘的孕妈在分娩时，由于肠道内粪便堆积、肛提肌收缩力较弱，产程也会较正常孕妈长，影响分娩结局。

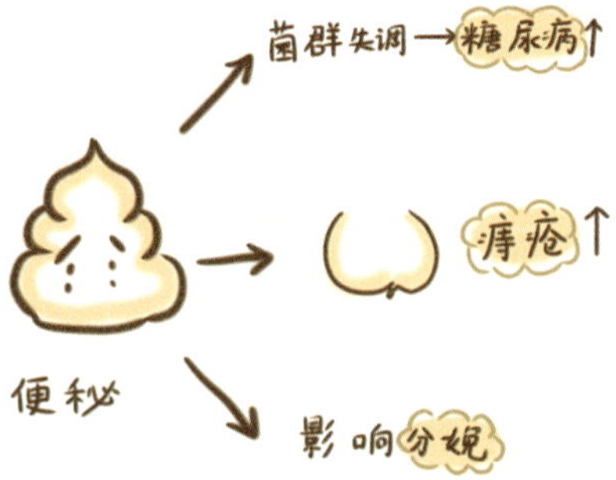

如何应对孕期便秘呢

顽固性便秘可能需要药物治疗，但出于对孕妈和宝宝的安全考虑，孕期便秘首先考虑的是非药物治疗。

孕期便秘的非药物应对方式

（1）改善膳食结构

① 每日至少饮水2 L，使粪便松软、肠道充分润滑，能有效缓解孕早期便秘。

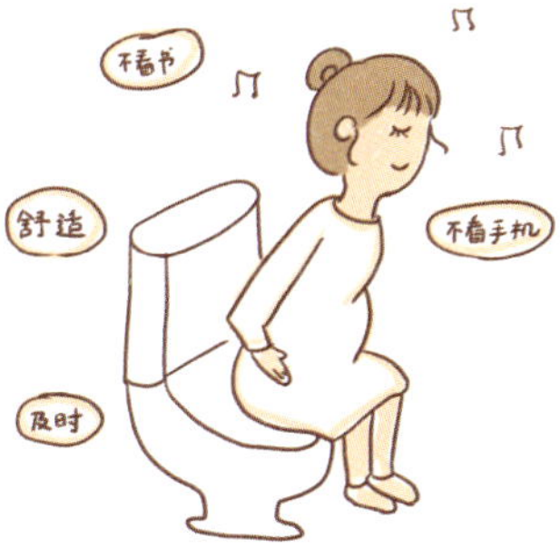

② 增加膳食纤维摄入。膳食纤维包括谷物、蔬菜及水果等，如小米、玉米、芹菜、萝卜、大白菜、香蕉等，有利于维持正常的肠道功能，但应循序渐进，避免胃肠胀气。注意：膳食纤维的摄入可以帮助孕妈增加排便频率，但不能改变粪便黏稠度，也不能有效缓解排便困难和疼痛。

（2）适当运动

在没有妊娠并发症的情况下，孕妈可以每天进行30 min的适度运动，如散步、抬腿等，但不可进行剧烈运动；同时避免久坐久站，经常起身活动。

（3）调整如厕习惯

① 养成定时排便的习惯，使身体适应排便节律，及时排便。早晨起床后和饭后半小时是结肠蠕动加快的时候，适当运动或顺时针按摩小腹有利于产生便意，产生便意时应及时排便，避免排便冲动消失。

② 排便时集中精力，不要玩手机、看书。

③ 采用舒适体位，建议坐便，增加肛管直肠角的角度，方便粪便排出。

孕期便秘的药物治疗

假如非药物应对方式并不能有效缓解便秘症状，就需要进行药物治疗了。孕期常用的治疗便秘的药物主要是开塞露和杜密克，需要在医生的指导下使用。

（1）开塞露

开塞露是便秘的常见治疗药物，主要成分为甘油、山梨醇。其利用甘油、山梨醇的高渗作用，将更多的水分渗入肠道，软化粪便，从而使粪便排出更方便。注意：开塞露治“标”不治“本”，只能缓解一时的不适感，可能会引起腹痛、腹胀等不良反应，甚至诱发宫缩，建议在医生指导下使用。若出现腹痛或宫缩等情况，应立即就诊。

（2）杜密克

杜密克又称乳果糖口服溶液，属于渗透性缓泻剂，主要通过乳果糖在肠道内经过细菌作用生成醋酸和乳酸，酸化肠道，使粪便软化，同时增加肠蠕动，促使粪便排出。而且，乳果糖不会被吸收进入血液，不会对胎儿造成不良影响，已广泛应用于孕期便秘治疗。注意：杜密克需要医生根据孕妇自身情况选择合适的剂量，避免引发腹泻。

孕期便秘可能是很多孕妈的烦恼，但不要慌张。以上小妙招可以帮助孕妈对付这尴尬又缠人的麻烦。如果以上这些措施仍不能缓解便秘的症状，要及时前往正规医院检查并治疗。

第十五节　孕期护肤的贴心提醒

部分孕妇会疑惑，怀孕之后，为什么皮肤状态越变越差？其实，在整个孕期，体内的激素随着孕周的进展会发生很大的变化，皮肤自我屏障和修复能力下降，导致皮肤比非孕期脆弱得多。

健康皮肤和孕期皮肤的区别

健康皮肤	孕期皮肤
肌肤屏障完好，能抵抗外界侵害	角质层受损，易受到不洁物侵入
肌肤长时间保持水润	肌肤水分蒸发过多
肌肤光泽且有弹性	肌肤敏感，出现较多问题

在孕早期，大量的雌、孕激素刺激黑色素细胞分泌黑色素，皮肤会出现色素沉着和妊娠斑。尽管这些症状在分娩后会随着雌、孕激素水平的下降而逐渐消失，但整个过程会持续数年。同时，激素水平变化会影响皮肤新陈代谢，糖妈容易出现皮肤干燥的情况，还有可能出现长痘、皮疹、皮肤瘙痒等情况。

护肤品会危害宝宝的健康吗

护肤品一般不会对宝宝产生影响。相反，如果孕妇对于皮肤问题放任不管，可能会引发皮肤病，反而会对母婴健康产生影响，危害更大。例如，孕妇常见的皮肤瘙痒有可能是妊娠期肝内胆汁淤积症，也有可能是由皮肤干燥、紫外线刺激引起的。而皮肤瘙痒会影响睡眠，长期睡眠不足会影响母婴状态。

应该如何选择护肤品并安全护肤呢

糖妈孕期护肤品应选择温和、无添加、不含重金属、酒精等刺激元素的护肤品。减少使用含有A酸、水杨酸、精油的护肤品，也避免使用有美白、祛痘功效的产品。一般来说，孕妇可以选用孕妇专用的护肤产品来改善孕期的皮肤状态。

孕期安全护肤小贴士

孕妇皮肤较非孕期更加敏感脆弱，不适合大量使用化妆品。一般只需简单的清洁—保湿—防晒步骤即可。

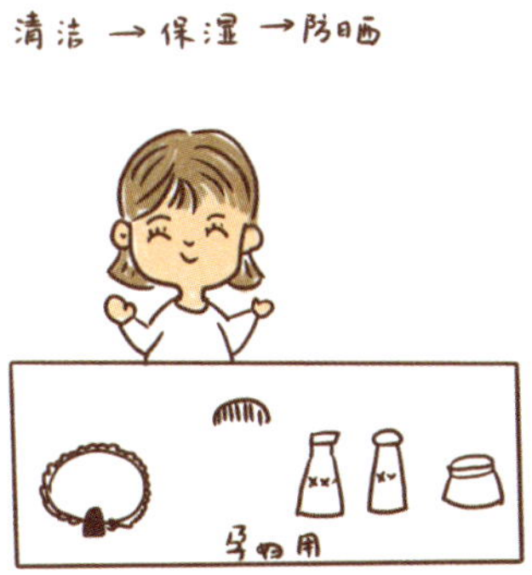

（1）清洁：选择成分温和的洁面乳，每日清洁1次即可；孕晚期出汗、出油较多的时候，做好全身皮肤的清洁，勤更衣。

（2）保湿：清洁过后，及时涂抹水、乳、霜等护肤品，为皮肤建立一层“保护膜”，减少水分流失，还可以预防皮肤干燥引起的瘙痒。

（3）防晒：防晒能避免强光对皮肤的直射，减少色素沉着。糖妈应选择功效单一、防紫外线的防晒霜，也可以和物理防晒结合使用，如遮阳帽、伞、防晒衣等都是很好的选择。

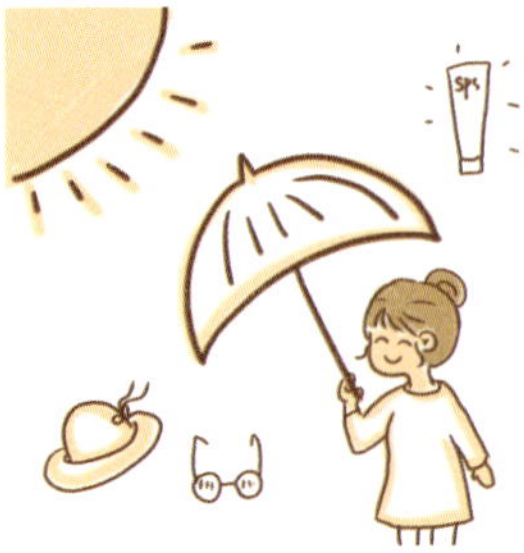

同时，应注意孕期饮食，帮助皮肤保持良好的状态。可以多进食富含维生素E和维生素C的食物，如猕猴桃、柠檬、新鲜的瓜果蔬菜等，减少黑色素生成，预防色素沉着，多饮水，减少刺激性食物摄入。

孕期护肤很重要，孕期护肤安全更重要。

第十六节　糖妈如何自我监测胎儿情况？

即使定期产检，糖妈依然需要通过一些方法自我监测胎儿情况，尤其是孕晚期，常用的监测方法包括数胎动、听胎心、做胎心监护等。其中，数胎动是最方便和实用的方法。

如何数胎动

初产妇一般孕20周左右开始感觉到胎动，经产妇会稍早一些。胎动一般在夜间和下午较活跃。糖妈应在每日固定时间数胎动，如三餐后或睡觉前，记录10次胎动所需时间，连续的胎动计为1次。数胎动时应专注，不要分心做其他事情。还可以使用一些数胎动的手机应用工具来帮助记录。

如何判断胎动是否正常

一般10次胎动的时间应小于2 h。如果2 h胎动不足10次，糖妈可以变换体位，吃点东西，再数1次。若2 h内仍未达到10次胎动或胎动次数明显减少，比平时减少超过50%，应考虑胎儿有缺氧的可能，须及时就医。

其他居家监测的方式

通常在怀孕4个月左右，使用听诊器能听到宝宝的胎心。糖妈可以购买一个听诊器在家听胎心，一些医院也提供租借多普勒胎心仪的服务。正常情况下，胎心的心率应在每分钟110～160次。如果持续低于110次/min或高于160次/min，也应及时咨询医生或前往医院就诊。

第十七节　胰岛素控糖的注意事项

健康饮食和适度运动对于大多数糖妈来说，可以有效地将血糖维持在正常范围内。然而，有些糖妈可能会难以达到期望的血糖水平，需要接受胰岛素治疗。值得注意的是，不同孕周的糖妈所需的胰岛素剂量不相同，医生会根据血糖水平的变化来决定胰岛素的注射频率和时间。外源性胰岛素不会通过胎盘传递给胎儿，因此使用胰岛素来控制血糖是安全的。

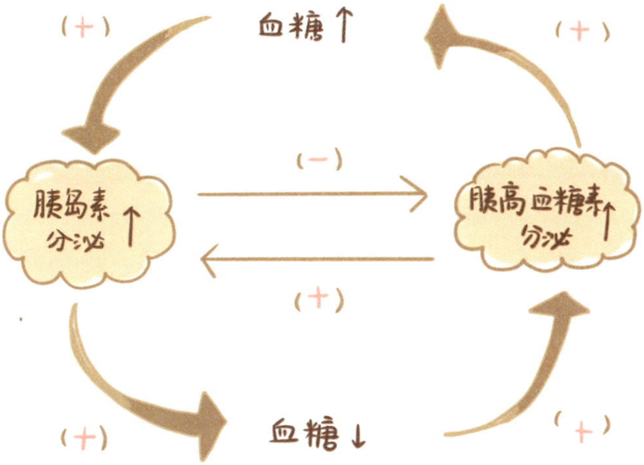

常用的胰岛素制剂及其作用特点

胰岛素制剂	起效时间	作用达峰值时间	最长持续时间
超短效人胰岛素类似物	10 ~ 20 min	30 ~ 90 min	3 ~ 5 h
短效胰岛素	30 ~ 60 min	2 ~ 3 h	7 ~ 8 h
中效胰岛素	2 ~ 4 h	6 ~ 10 h	14 ~ 18 h
长效人胰岛素类似物	1 ~ 3 h	8 ~ 10 h	18 ~ 26 h

如何注射胰岛素

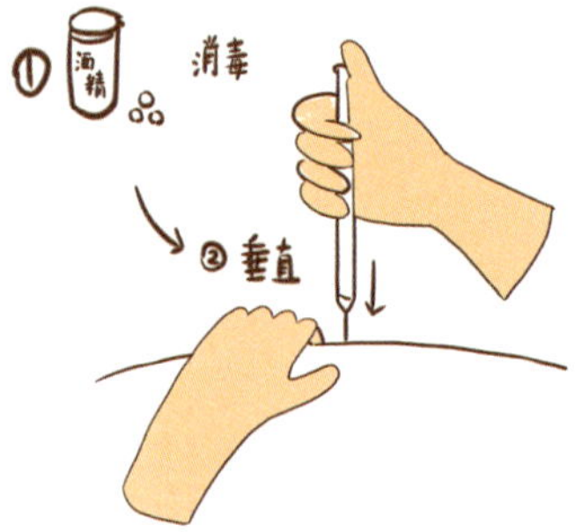

（1）注射部位：选择上臂外侧、大腿外侧，并且不断变更注射部位，以避免出现皮下硬结。

（2）注射方法：用酒精棉球清洁注射点，捏起皮肤，垂直刺入皮下组织，将胰岛素注射进去。

（3）胰岛素的储存：未使用的胰岛素需要在2℃ ~ 8℃的冰箱中冷藏储存。一旦开封，胰岛素可在室温下（不超过25℃）储存28 d。

血糖正常后，还需要使用胰岛素吗

是的，需要。在孕期，胰岛素的需要量会随着孕周、基础血糖监测和体重等因素的变化而有所不同。因此，胰岛素的剂量必须由医生根据个体情况来制定，不可随意改变。

胰岛素需要持续使用吗

大多数糖妈在分娩后不再需要使用胰岛素，只有少数患者仍需继续接受胰岛素治疗。这需要根据血糖检测结果而定。

使用胰岛素期间有哪些注意事项

（1）避免低血糖

当血糖水平低于正常值（3.3 mmol/L）时，持续使用胰岛素会增加低血糖的风险。低血糖的症状因个体差异而异，有时可能没有明显症状。

低血糖的原因和症状

为什么会发生低血糖	低血糖的感觉
运动量过大	饥饿感，感觉乏力，颤抖或震颤，出汗，易激动，感觉错乱，意识模糊，幻觉，失去知觉
错过进餐和加餐时间	
延迟进餐和加餐	
食物摄入量过少	
胰岛素用量过多或使用时间不对	

（2）规律进食

① 不要错过或延迟任何一顿餐或加餐，并在身边备一些含糖食物，如果出现低血糖，可以额外进行一次加餐。

② 确保摄入足够的维生素和矿物质，增加含有铁、叶酸、钙、维生素D、碘等的食物，如瘦肉、家禽、鱼类、虾、奶制品、新鲜水果和蔬菜等。

（3）适度运动

胰岛素和运动都可以有效控制血糖水平。在注射胰岛素的同时，需要监测血糖，确保运动前的血糖为3.3 ~ 13.9 mmol/L。如果在户外运动中出现低血糖症状，如恶心或头晕，应立即停止运动并进食甜食。

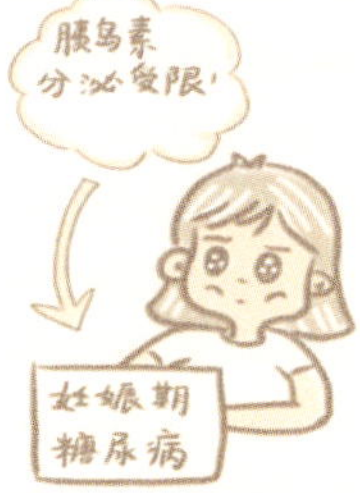

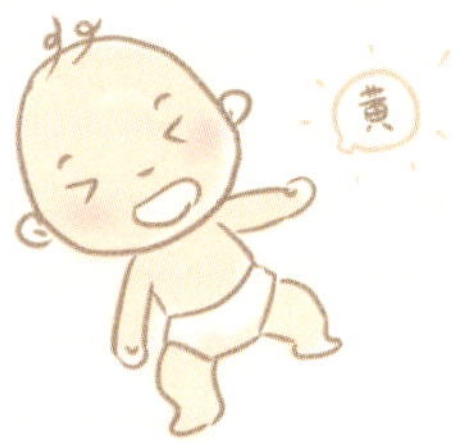

分娩篇

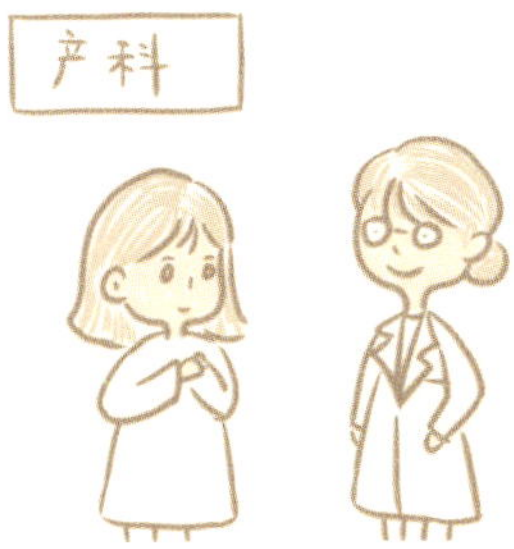

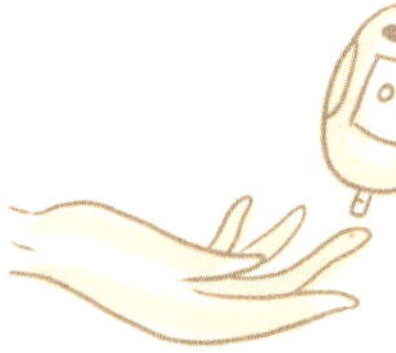

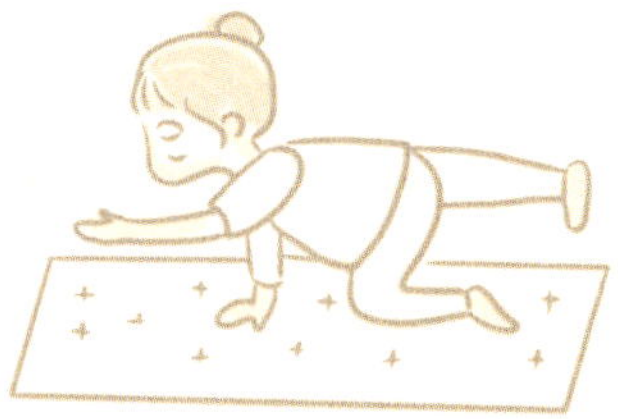

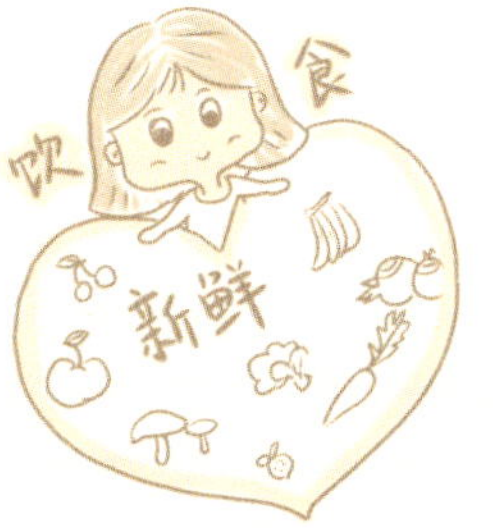

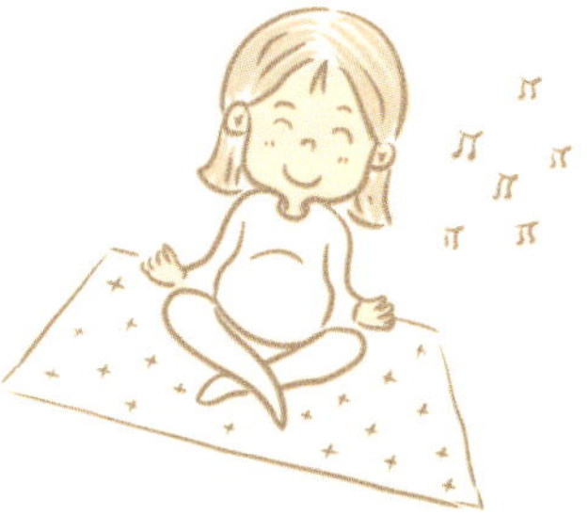

第一节　糖妈能顺产吗?

糖妈的分娩方式应根据血糖控制情况、是否有合并症或并发症、胎儿大小、胎儿宫内情况、产妇意愿和产检医生共同讨论决定。

糖尿病本身不是剖宫产的指征，血糖控制良好的糖妈可以尝试顺产。有顺产意愿的糖妈更应该在孕期通过饮食、运动等方式控制血糖水平、体重增长和胎儿大小，来增加顺产的可能性。应提前制订分娩计划，在产程中密切观察血糖水平、宫缩、胎心率变化，避免产程过长。

如果是糖尿病伴严重微血管病变、胎位异常、胎盘功能不良、血糖控制不佳、胎儿偏大或既往有死胎死产史的孕妇，应选择在具备糖尿病科、产科、新生儿科的医院分娩，放宽剖宫产指征。接下来将详细介绍糖妈在分娩过程中的事项。

第二节　如何准备待产包?

准妈妈在整理待产包的时候常常担心带不够，或带太多。本节带大家一起整理待产包。

待产物品准备小妙招

（1）分箱分区分功能，寻找物品不困难

在准备待产包时，病历文件可以放在文件袋中随身携带；病房使用物品、生活物品、分娩待产使用物品、出院衣物、新生儿用品及一次性物品也可以分包整理，然后分区摆放在行李箱中，便于拿取及出院时整理。

（2）物品精简

在准备待产包时，尽量遵循精简原则。避免物品准备过多，增加入院及出院时的负担。通常医院内或附近有超市，当物品不足时可以随时补充购买。

（3）和准爸爸共同准备待产包

在急诊或者住院部常常发生这一幕：准妈妈在进行检查或者进产房待产，准爸爸在产房外或者急诊室内打开随身行李，东西铺满一地却找不到想要的物品。

发生这一幕的主要原因是入院行李多由准妈妈整理，准爸爸并不知晓行李中有什么，物品放在哪里，加之紧张和着急，准爸爸显得手忙脚乱。

因此，在孕晚期，建议准妈妈和准爸爸共同准备待产包和入院行李。这样，准爸爸可以做到心中有数，才能更好地照顾准妈妈。

待产包的准备内容大致可分为病历文件、分娩用品、生活用品、新生儿用品四部分。

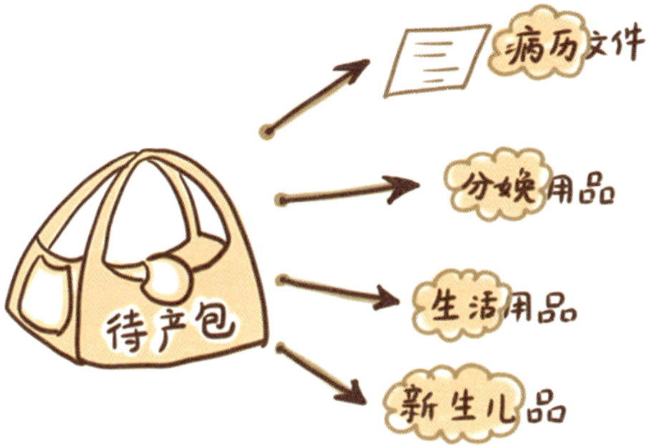

（1）病历文件：主要包括准妈妈及准爸爸的证件、准妈妈的医保卡或就诊卡、产检病历、既往的手术记录或孕期一些特殊的检查报告，尤其是一些孕期相关但非产检医院做的检查。

（2）分娩用品：根据孕妇的分娩方式分为剖宫产用品和产房分娩用品两类。剖宫产用品包括腹带、新生儿尿片、新生儿帽子、成人纸尿裤等。产房分娩用品包括分娩待产包，主要包括一次性产褥垫、胎心监护带，产程中补充水分及体力的饮用水及易消化的点心。在产房待产的过程中还需要一些生活用品，比如纸巾、进食用的餐具等。

（3）生活用品：通常，分娩后妈妈和宝宝还需在医院观察几天，在此期间妈妈还需要一些生活用品，比如防滑拖鞋、被子、餐具、简单的洗漱用品等。

（4）新生儿用品：宝宝出生后，在病房观察期间需要使用到的物品有新生儿尿片、帽子、湿纸巾、包被、盖被及出院时的宝宝衣服等。

为何每个人准备的待产包内容有点不一样呢

每家医院在待产物品准备上有一些差异，准妈妈可以咨询所在的产检医院，或者关注产检医院的产前宣教栏或宣教册。一些私立医院或者有特需服务的医院会为准妈妈准备部分待产用品。因此，准妈妈应在产前与医院进行沟通。

什么时候开始准备待产包呢

通常待产包在孕中晚期就可以准备起来了。但是，鉴于剖宫产和顺产在物品准备上还是有些许不同，所以可在36周产检，和产检医生基本确定分娩方式后准备。

第三节　先兆临产和临产的表现

临产指孕妇进入产程，主要表现是出现间隔5～6 min、持续时间20～30 s的规律宫缩。在多数情况下，规律宫缩并不会突然出现，而是会有逐渐频繁并增强的过程。并且，随着产程进展，宫缩的频率会逐渐增加，宫缩的强度也会逐渐加强。当然，也有少部分有分娩经历的准妈妈对宫缩不敏感。当有明显宫缩感觉时，就是规律宫缩。

规律宫缩一出现就要立刻去医院吗

第一次分娩的孕妇在出现规律宫缩后就可到医院评估是否需要收入院待产。但需要注意的是，不是每一位孕妇的宫缩反应都是疼痛。如果出现有节律的腰酸、小腹坠胀或者腹部发紧、变硬的情况，即使没有疼痛感，也要警惕是宫缩，频率逐渐频繁至5~6 min/次，也是要去医院的。

有过分娩经历的孕妇再次分娩会比较快，因此当孕妇感受到宫缩越来越频繁时，就可以去医院评估是否需要住院待产。

除了规律宫缩外，孕晚期出现阴道不自觉流液，即胎膜破裂（详见本篇第四节），或阴道大量出血以及宫内胎动异常也要到产检医院急诊就诊。

先兆临产的表现

在临产前的1~2周，孕妇可能会出现先兆临产的症状，比如，因宝宝下降进入真骨盆而出现的轻松感、胃口好转、呼吸不畅缓解、尿频及腿部抽筋等。

在临产前，孕妇也会感觉到子宫发紧，称之为“无痛性子宫收缩”，也就是所谓的“假临产”或“假性宫缩”。但这种宫缩并不是“假的”，而是帮助孕妇为之后的临产作准备。

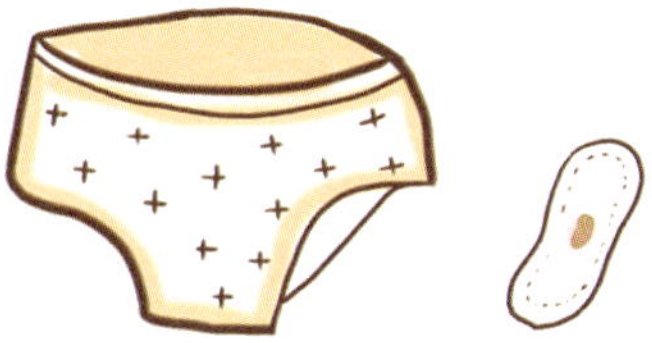

果冻样
分泌物

孕妇还可能会有果冻样分泌物出现，或一次性从阴道排出，或在1~2 d内一点点出现。这些分泌物的排出是在提示孕妇，产程将会在1~2 d内启动。

第四节　羊水破了怎么办?

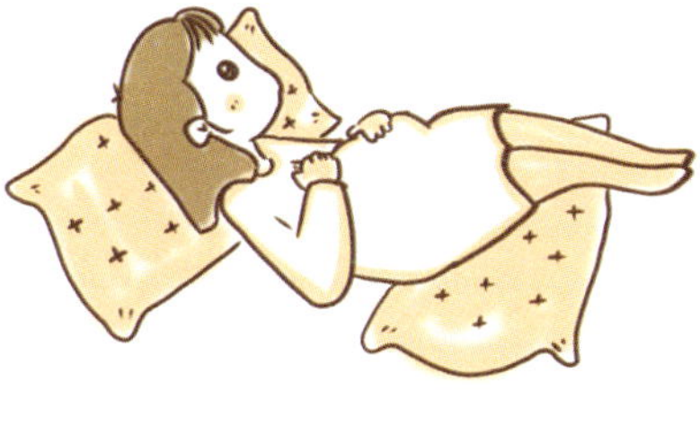

在孕期，羊水为胎儿提供活动和生长的场所、保持恒定的温度及压力、起到缓冲外力以及保护胎儿的作用。随着胎儿在宫内一天天长大，不少孕妇会有这样的困惑：羊水破了怎么办?

一旦孕妇察觉到羊水破了，不要惊

慌，第一时间平躺下来，放松心情。如果觉得羊水流出的量多，可以在平躺的基础上将枕头或者软垫放在臀下，尽量保持头低臀高位。同时拨打120电话，带好待产物品，与陪护家属乘坐救护车到医院急诊就医。

如何知道羊水破了呢

胎膜破裂后，准妈妈会有不自觉的阴道流液，还有一些准妈妈有类似尿失禁的感觉，甚至有些准妈妈在破水时会听到“啵”的一声。除此之外，如果发觉阴道分泌物增多，且较稀薄，改变体位就会流出，也有可能是羊水破了，建议到医院急诊进行评估。

羊水破了后多久会生呢

这个问题没有标准答案。如果孕妇破水时已经足月或者近足月，观察一段时间，如果没有自然临产，医生会评估后给予微量催产素滴注，逐渐诱导出有效的规律宫缩，帮助孕妇临产。

孕周在34～36^{+6}周破水的孕妇通常不需要积极的保胎治疗，破水后医生使用药物来促进胎儿肺部成熟，同时使用抗生素预防感染。至于是等待孕妇自然临产还是使用催产素引产，则需根据孕妇及胎儿的情况来判断。

对于早期未足月胎膜早破，也就是破水时孕周在24～33^{+6}周的孕妇，医生会在给予糖皮质激素促胎儿肺部成熟、使用抗生素抗感染治疗的同时，使用药物保护胎儿脑神经，积极延长孕周。

羊水会流光吗

羊水的产生是一个循环的过程，即使胎膜破裂后有部分前羊水流出，其后还会持续产生。孕妇破水后，医生会动态观察羊水的颜色、质地和量，还会通过胎心监护、B超等多种手段，动态评估母胎情况。如果出现羊水污染、羊水过少等情况，产科医生会根据孕妇和胎儿情况、是否已经临产、产程的进展情况等，与孕妇和家属沟通分娩方式。

第五节　分娩产程大揭秘

在临产后，孕妇的分娩之旅就正式开启了，这是妈妈和宝宝共同努力的重要阶段。在分娩中，孕妇会和宝宝共同经历三个产程，分别是第一产程、第二产程和第三产程。

第一产程会有多久呢

第一产程又称宫颈扩张期，是指正式临产到宫口全开的阶段，是整个产程中用时最长的阶段。规律宫缩是孕妇进入第一产程的标志。在宫缩的帮助下，孕妇的宫颈会逐渐消退，然后慢慢扩张。在第一产程中，宫口开6 cm是一个小小的分水岭。在此之前的阶段称为潜伏期。在潜伏期，开宫口会比较缓慢。宫口开6 cm之后进入活跃期，开宫口会比较快。具体的时限根据孕妇是否有分娩经历而略有不同。

漫长的第一产程如何度过

孕妇可以通过药物镇痛及非药物镇痛来缓解疼痛。随着宫口的扩张，胎头会逐渐下降，孕妇会在宫缩时感到便意，这是因为宝宝胎头下降压迫直肠而产生的不适感。在宫口没有全开前，可以通过调整呼吸来转移注意力，缓解不适，不要过早用力。如果便意持续加强，宫缩间隙也没有明显的缓解，要及时告诉医生。

在产程中及时排尿也很重要。膀胱排空能缓解胎头下降导致的下腹部不适，减少膀胱充盈对宝宝胎头下降的阻碍。建议孕妇每2～4 h主动尝试排尿。

保存体力对产程顺利进展也十分重要。孕妇可以在宫缩间隙进食一些简单、好消化的食物，闭眼休息一下。

宫口开全时宝宝就出来了吗

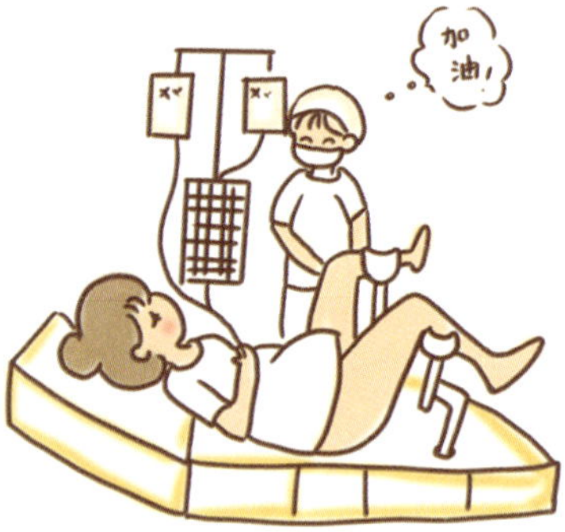

不是这样的。当宫口开全时，第二产程就开始了，也称为胎儿娩出期，即孕妇借助宫缩用力生出宝宝的过程。与第一产程一样，第二产程的时长也会因孕妇是否有分娩经历以及是否使用分娩镇痛药而略有不同。

使用药物镇痛与非药物镇痛的分娩时长

产妇情况	未使用药物分娩镇痛	使用药物分娩镇痛
初产妇（第一次分娩）	≤3 h	≤4 h
经产妇（曾有分娩经历）	数分钟 至 2 h	≤3 h

宝宝是如何出生的呢

宫口开全后，助产士会指导孕妇，凭借宫缩时强烈的便意屏气用力。在宫缩间歇，调整呼吸，恢复体力，等待下一次宫缩时继续屏气用力，通过一次次的宫缩逐渐用力将宝宝生出来。

在第二产程用力的过程中，妈妈和宝宝都需要休息，切勿贪快贪急而持续用力。如果宫口开全后，孕妇没有用力的感觉，可以稍作等待，随着胎头下降，孕妇会逐渐出现想要排便的感觉。

第三产程是什么

宝宝出生后至胎盘娩出就是第三产程，也称为胎盘娩出期。通常在宝宝出生后的5～15 min内娩出，一般不超过30 min。

第六节　分娩期间如何管理血糖？

糖妈在孕期通过饮食、运动、血糖监测，甚至药物控制等方式，目的都是为了控制血糖水平，那临产进入产程后还需要进行血糖管理吗？答案是，当然需要。在临产后，糖妈仍需进行血糖监测和血糖管理，且监测的频率会高于日常监测的频率。

在产程中是不是要多吃点东西，才有力气生

宫缩及分娩会消耗孕妇很多体力，但即使如此，也不建议糖妈在产程中大量进食高热量食物，这会使糖妈的血糖剧烈波动。而且，临产前后也不需要大量补充热量，高热量食物会增加孕妇在之后产程中的消化道负担，发生恶心、呕吐等不适反应。

在产程中少吃一些对吗

在产程中，一些孕妇因为宫缩不适、卧床饮食不便等情况，在第一产程中长时间进食减少，甚至没有进食，在进入第二产程时会出现体力不支等情况。为了能够快速补充体力，孕妇可能短时间内大量饮用功能性饮料或者进食食物。这样不规律的进食会使糖妈的血糖处于不稳定的状态，在大量进食时血糖急剧升高，对孕妇和还没离开母体的胎儿是不安全的。长时间不进食，糖妈可能会出现低血糖的表现，比如心慌、出虚汗、无力等，严重时会导致糖妈发生酮症酸中毒，对母婴都非常危险。使用胰岛素治疗的糖妈长时间不进食更容易发生低血糖。

因此，在产程中，糖妈要尽量遵循原有的规律的糖尿病饮食，注意总热量的摄入，选择低GI的食物，合理分配糖、蛋白质、脂肪在饮食中的占比，

避免长时间的不进食以及短时间大量进食的情况，并根据血糖水平及时调整饮食。

当胎盘娩出后，大多数糖妈的血糖都会恢复正常。因此，若没有特殊情况，分娩后就不要继续测血糖了。但是，糖妈产后也不要大量进食高糖食物哦！

第七节　糖妈如何使用非药物镇痛？

宫缩引起的疼痛是产程中造成孕妇焦虑、紧张的主要元凶。虽然自2018年后，国家全力推广开展分娩镇痛，也就是大众理解的无痛分娩，但由于各方面原因，全国仍有很多医院未全面开展分娩镇痛。

如果不能使用无痛分娩，怎么办

产程中孕妇可采用的分娩镇痛方法分为非药物镇痛和药物镇痛。无痛分娩一般指药物镇痛中的硬膜外分娩镇痛。大部分医院对孕妇使用“无痛分娩”有基本要求：当孕妇存在硬膜外置管禁忌证时，则无法使用“无痛分娩”。

因各种原因无法使用无痛分娩的孕妇，可以根据自己的情况选择使用非药物镇痛。非药物镇痛的方法有很多，常用的非药物镇痛法包括音乐疗法、热敷、拉玛泽呼吸法、自由体位待产等，其原理是通过积极地调整孕妇状态、调整孕妇和宫内宝宝的关系以及转移注意力来缓解孕妇的不适。

（1）音乐疗法：音乐疗法只需一个有音乐播放软件的手机和耳机就可以实现。孕妇可以根据个人喜好播放一些舒缓的音乐，帮助孕妇放松情绪、转移注意力，从而起到减轻疼痛的作用。

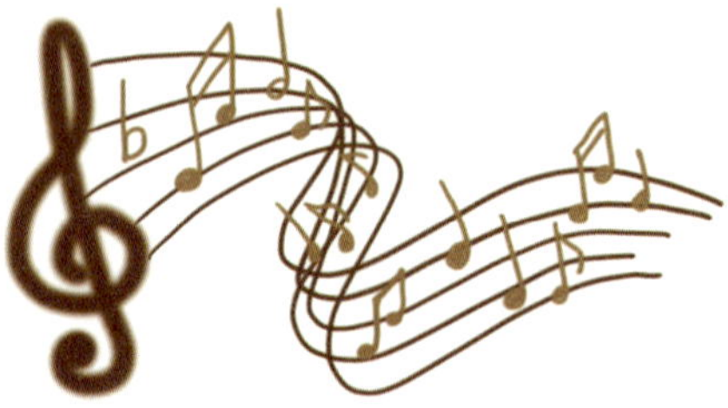

（2）热敷：热敷通常会借助如“红豆包”、热敷包这些能够发热保温的辅助器具。主要是通过热疗来改善局部的血液循环，加速组胺等致痛物质的排出，缓解神经末梢的

压迫与刺激，进而减缓孕妇的不适。

（3）拉玛泽呼吸法：拉玛泽呼吸是由发明者Lamaze的名字音译而来。孕妇可在孕28~32周学习拉玛泽呼吸及肌肉控制方法，并每日练习，充分掌握呼吸及神经肌肉控制技巧。在产程中，孕妇将注意力集中在调整呼吸、放松肌肉上，起到缓解疼痛、加快产程的作用。

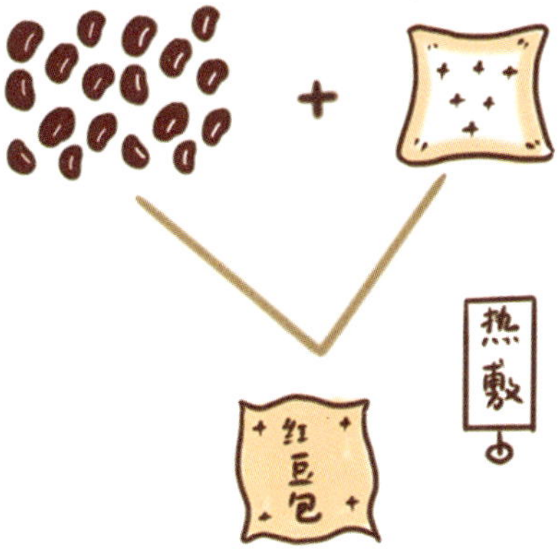

（4）自由体位待产：在产程中，鼓励孕妇多活动。一是产程中适当的活动可以促进产程进展；二是通过活动，能够改变宫内宝宝和孕妇的关系，从而解除压迫、缓解不适。准妈妈可以在产程中采取卧、走、坐、趴、慢舞等姿势，选择能够让自己感到舒适并能缓解疼痛的体位。

除此之外，非药物镇痛的方法还包括阅读、芳香疗法、家属陪伴等。相较于非药物镇痛，药物镇痛的效果会更加直接，但二者并不对立，甚至有相互加成的作用。孕妇们在产程中可以根据自己的情况联合应用，在产程中起到1+1＞2的效果，帮助孕妇更好地实现无痛的分娩体验。

第八节　自由体位待产

国际卫生组织和各权威指南及专家共识都提到，应鼓励孕妇在产程中采用孕妇认为舒适的体位进行待产及分娩，而不是固定在某一种特定的体位。在待产过程中，孕妇多活动可以缓解分娩不适、改善子宫供血，还能促进产程进展。

产程中，孕妇常用的待产体位可分为直立位、趴位、蹲位、坐位、卧位等，不同的体位对产程有着不同的促进作用。

直立位

孕妇可扶靠墙面、椅背、产床，或靠在家属身上，以站立的状态进行待产。直立位也可以有一些变形，比如孕妇与陪产家属面对面，靠在家属怀抱中，左右踱步。这看上去像是孕妇和家属共舞，因此也叫漫步舞。另外，有些医院有分娩车，孕妇可以将腹部置于分娩车的平面来缓解负重，同时，在宫缩间隙，孕妇可以扶着分娩车走动。

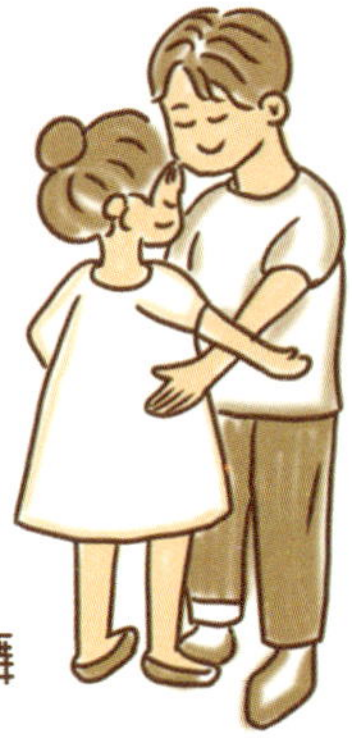
漫步舞

趴位

趴位就是孕妇在床上、地上、产床上，借助一些辅助器具或者仅凭自身的四肢来支持自己的身体，四肢着地。孕妇处于趴位时，可在宫缩间隙晃动骨盆，也就是扭屁股来促进产程进展。

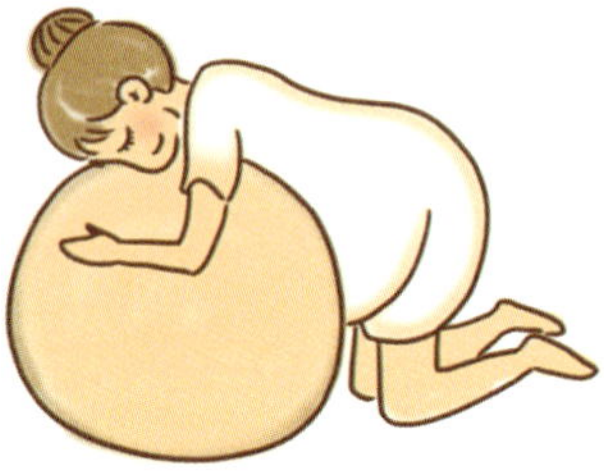

蹲位

孕妇在产程中，可以借助陪产家属的支持怀抱，或扶着床椅等器具，以蹲位进行待产。

坐位

相比以上三类待产体位，坐位能让孕妇获得更好的支撑和休息。在产程中，孕妇可以反过来跨坐在椅子上，上身借助靠垫趴在椅背上待产；也可以坐在分娩椅、地垫以及多功能的产床上。另外，在产程中，孕妇可借助分娩球来实现坐位。当孕妇坐分娩球时，可以在宫缩间隙前后左右进行骨盆活动来促进宝宝胎头的下降。

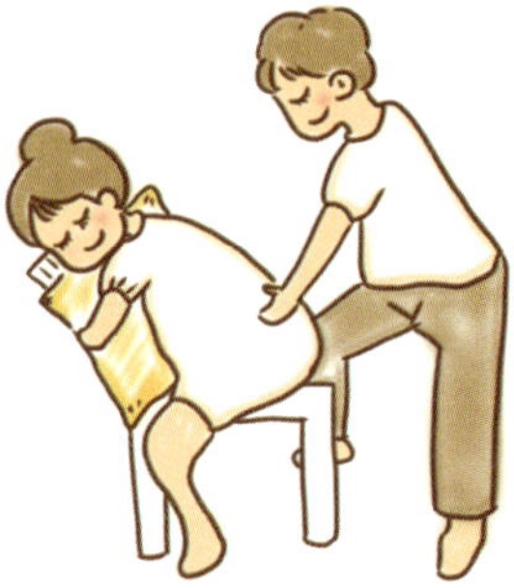
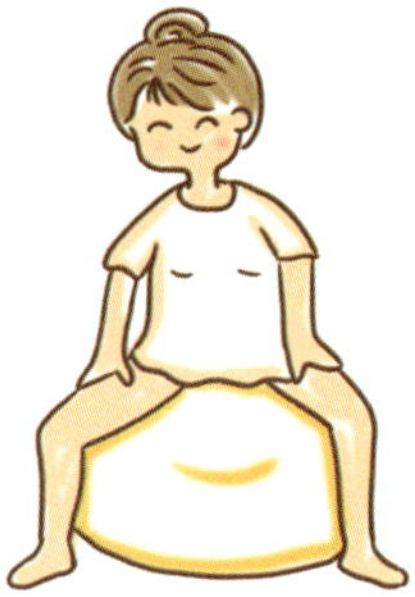

卧位

卧位能让孕妇在产程中获得足够的休息，在产程中不建议孕妇保持平卧位，胎儿的压迫会加剧孕妇腰部的不适，影响子宫的血流灌注。孕妇可以采用侧卧位来休息，补充体力。

哪种体位更好或者更适合我呢

在待产的过程中，没有哪种体位是更好的，每种体位对分娩都有不同促进作用。总的来说，就是借助体位及重力作用，改变孕妇和宫内宝宝的位置与关系，缓解宝宝对妈妈腰骶部、子宫动脉以及盆底直肠会阴的压迫，来缓解孕妇在产程中的不适，同时稳定宫内环境。不同的体位可以借助重力作用，调整宝宝与骨盆的关系，让宝宝胎头更好地下降，促进产程进展。

因此，官方指南《正常分娩指南》(2020)鼓励孕妇在产程中采用自己认为舒适的体位进行待产及分娩。在产程中，孕妇可以根据自身情况及喜好尝试不同的体位进行待产，多个体位交替使用还能帮孕妇节省体力，获得适当的休息。

遇到不能起床活动的情况怎么办呢

前文提到孕妇破水后需要平躺。破水的孕妇起床活动前需要医生进行充分的评估，在医生允许的情况下才能下床活动。有些孕妇有高危因素，如心功能异常、血压异常等其他医生认为需要卧床待产观察的情况，孕妇可以在床上翻身，采用侧卧位、平卧位交替来缓解不适，促进产程进展。

第九节　神奇的导乐

除了本篇第七节介绍的非药物分娩镇痛外，导乐对生产镇痛也很有效。

导乐是什么

导乐是由希腊语Doula音译而来，原意是一位女性照顾另一位女性，之后发展为在分娩过程中为孕产妇提供支持、关爱、促进自然分娩的人员。国际上的导乐多是有分娩经验的女性或者护工。为了保障分娩及母婴安全，有些医院由助产士或产科医生来担任导乐。

导乐会陪伴生产吗

大部分孕妇，尤其是第一次分娩的孕妇，即使在孕期学习了分娩技巧，了解了分娩知识，但真正进入产程后，对产程、饮食、控制血糖、非药物镇痛以及自由体位等仍无所适从，且随着产程的推移，焦虑累积，甚至开始恐惧。

在产程中，导乐可根据产程及孕妇的情况，从吃、睡、动、二便、减痛等多个方面，指导孕妇积极应对。

另外，家属对孕妇的心理支持非常重要，因此大部分医院提供导乐陪产服务时，家属也会陪护在一旁。很多准爸爸在陪产过程中的紧张程度不亚于孕妇，甚至比孕妇还无措，导乐除了给予孕妇产程各方面的指导外，还会引导准爸爸自然地参与分娩过程，比如陪伴孕妇开展自由体位、给予孕妇轻柔的抚触，增加产程中孕妇和准爸爸之间的互动，让准爸爸有更好的参与感，孕妇有更好的分娩体验。

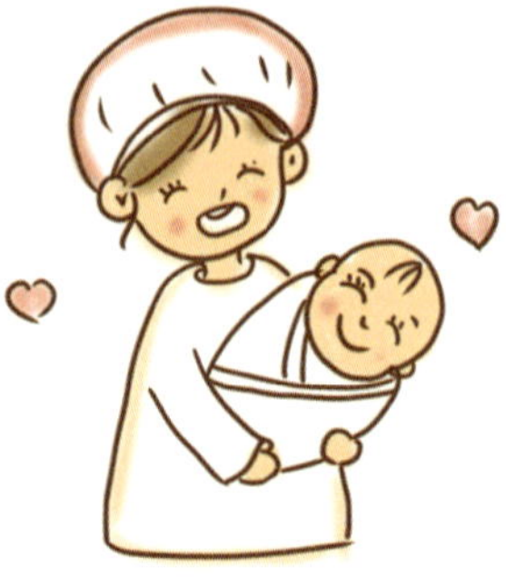

大部分情况下，当导乐和孕妇第一次见面

时，相互都是陌生的。导乐通常会以自我介绍、环境介绍、简单的询问及核对作为开场，通过简单的沟通拉近与孕妇的距离，逐步消除陌生的紧张感。之后，在陪产的过程中，导乐会根据孕妇的个体情况，帮助孕妇了解产程目前进展的情况以及之后可能的进展。当孕妇出现不安时，导乐适时地给予鼓励和肯定，帮助孕妇有足够的分娩信心，减少分娩焦虑和恐惧，使其以积极的状态应对分娩。

虽然在陪产的过程中，导乐会通过沟通中的蛛丝马迹、面部表情和肢体语言发现孕妇的疑惑或者不安，但我们仍鼓励孕妇有疑惑时和导乐积极沟通，千万不要憋在心里。

第十节　如何顺利度过产后2小时?

三个产程结束后，为了保障孕妇分娩后安全，糖妈仍需在产房观察至少2 h，主要观察糖妈产后子宫收缩、阴道出血、会阴伤口、生命体征及精神状态的情况。

产后2 h要做些什么呢

产后在产房观察期间，新妈妈们能做的、需要做的事情还有很多。

（1）及时进食，注意休息，补充体力

分娩是一场体力消耗战。产妇因在产前宫缩痛，不能好好吃饭、休息，产后往往很虚弱。此时可以吃些清淡、易消化、营养丰富的食物，补充体力。

第一次分娩的妈妈，在分娩后情绪会比较激动兴奋，分娩的疲劳在看到宝宝时一扫而空，会忙于电话报喜，和家人、朋友分享初为人母的喜悦。新妈妈、新爸爸感到喜悦激动是正常的，但新妈妈要注意分娩后的休息。产后的子宫收缩对于子宫恢复非常重要，而良好的产后子宫收缩离不开足够的体力，因此，适当休息非常重要。

（2）观察会阴伤口

初次分娩的产妇在分娩时会有一些会阴损伤，进行检查和缝合后，在产房观察的2 h内，助产士会关注会阴伤口的情况。产妇如果感到伤口疼痛有明显加剧、伴有强烈的排便感或者其他不适，提示会阴伤口可能出现了异常情况，要及时告知助产士或者医生，对会阴伤口进行检查。

（3）排泄

在产房观察期间，由于补液和饮水的缘故，产妇有尿意是正常的。此时产妇要及时排尿，以免膀胱充盈影响子宫收缩。如果有尿意却排不出，可以告知助产士和医生进行处理。

如果产妇用了促进子宫收缩的药物，可能会出现排便甚至腹泻的情况，这是药物引起的，产妇不用担心，随着药效的减弱会缓解。但如果便意明显且伴有伤口疼痛，要及时告知助产士和医生来检查会阴伤口的情况。

（4）观察出血量

产后2 h是发生产后出血的高危时段，除了护士定时查看出血量外，产妇及家属也需要注意观察阴道出血量。如果产妇突然感觉大量流血，要及时告知医务人员并进行出血量的评估。

我在产房观察期间，宝宝需要观察吗

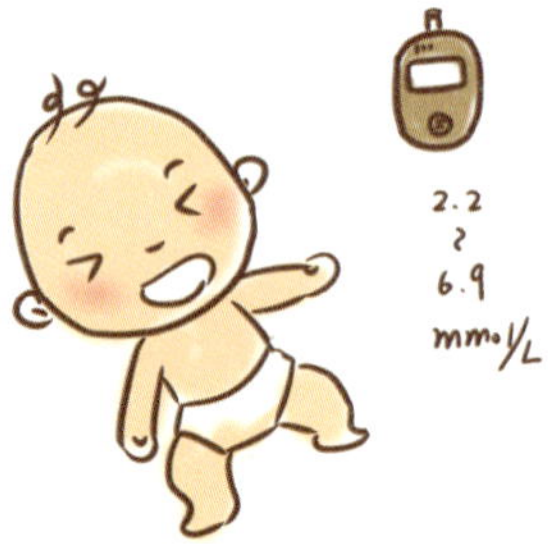

自然是需要的。糖妈，尤其是在孕期血糖控制不佳的孕妇，在孕期血糖水平较高，宫内宝宝为了应对高血糖环境，胰岛素的分泌会相对较高。分娩后，高胰岛素的分泌会导致新生儿的低血糖。因此，糖妈的宝宝在出生后，除了常规观察宝宝肤色、哭声、呼吸及反应情况外，还需测血糖，避免宝宝发生低血糖。这部分内容会在新生儿篇详细介绍。

第十一节　会阴伤口有讲究

会阴损伤是分娩过程中最常见的并发症之一。有数据显示，53%~79%的产妇在阴道分娩过程中会发生不同程度的会阴撕裂伤。在临床上，绝大多数初产妇都会经历不同程度的会阴撕裂。

怎么做才能让伤口恢复得更好呢

（1）休息与体位

一般侧切都是会阴左侧切开，侧切的产妇休息时可采取右侧卧位，以避免恶露沿着伤口流下，更容易保持会阴部的干燥。同理，会阴正中撕裂的产妇，在床上休息时可左右两侧躺，减少平躺的时间。

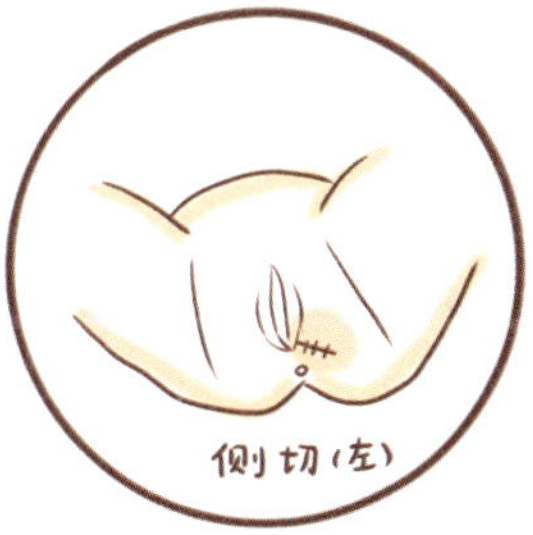

顺产后的产妇喂奶时，可以选择侧躺在床上喂，这样可以减轻会阴部的肌肉压力。如果条件允许，也可以尝试坐在中空的垫子上哺乳婴儿。但是，不要坐得过久，否则可能导致会阴部肿胀。

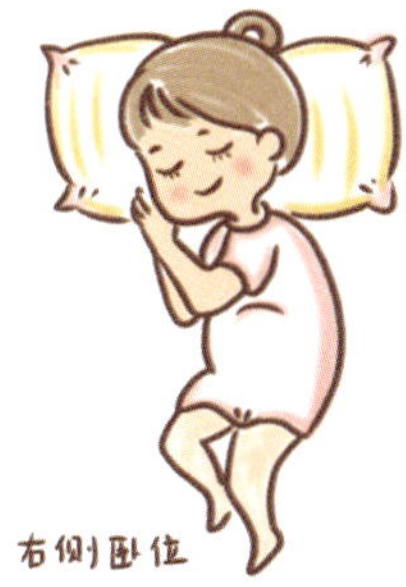

（2）保持会阴伤口的清洁与干燥

产后洗澡时应选择淋浴，忌盆浴，每天用温水冲洗会阴部，尤其当大小便后及恶露较多时，用流动水清洗，洗净外阴血渍，用清洁干燥的毛巾擦干。另外，要勤换卫生垫，保持会阴部干燥，恶露量少时不用闷热的纸尿裤，改用棉质内裤及卫生巾。

（3）合理饮食与运动

产后忌辛辣、刺激、油腻的食物，饮食宜清淡，注意营养均衡，不挑食，不偏食。多摄入高蛋白质的食物可促进会阴伤口愈合，如鸡、鸭、鱼、牛肉等。多摄入富含粗纤维的食物，保持大便通畅，预防便秘，如豆类、水果、蔬菜等。

有些产妇会因第二产程较长而会阴水肿，产后2天内可采用冷敷的方法缓解水肿。卧位时应抬高臀部，以利回流而减轻水肿。

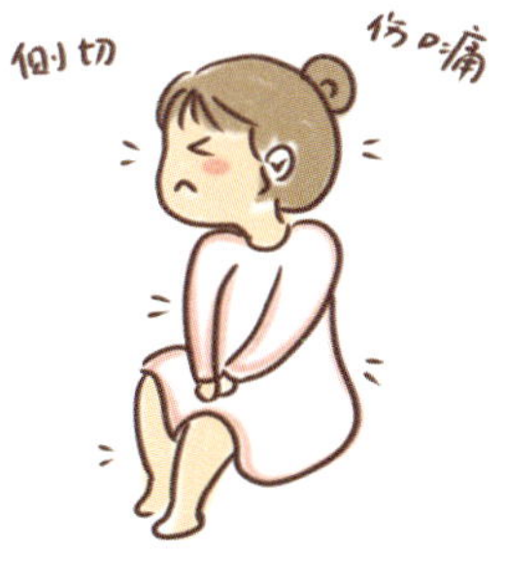

产后1个月内，要避免做下蹲用力动作，不要提举重物。可以多做凯格尔运动，每日3组，每组至少进行15～30次。

产妇在做好自我护理、保持良好生活习惯的

情况下，伤口大部分都能正常愈合。恢复的过程中，若伤口出现异常，如剧烈疼痛、红肿、有坠胀感、恶露异常增多，千万不要讳疾忌医，要及时到产科医院寻求医生、护士的帮助。

第十二节　剖宫产的准备工作

前文提到糖尿病伴严重微血管病变、胎位异常、胎盘功能不良、血糖控制不佳、胎儿偏大或既往有死胎死产史的孕妇，应选择在具备糖尿病科、产科、新生儿科的医院分娩，放宽剖宫产指征。剖宫产是指切开腹部和子宫，将胎儿娩出的一种手术方式。如果糖妈和医生共同决定进行剖宫产分娩，需要做哪些准备呢？

除了比顺产妈妈要多准备2条束腹带以外，还应有皮肤准备、饮食准备和剖宫产相关知识储备等。

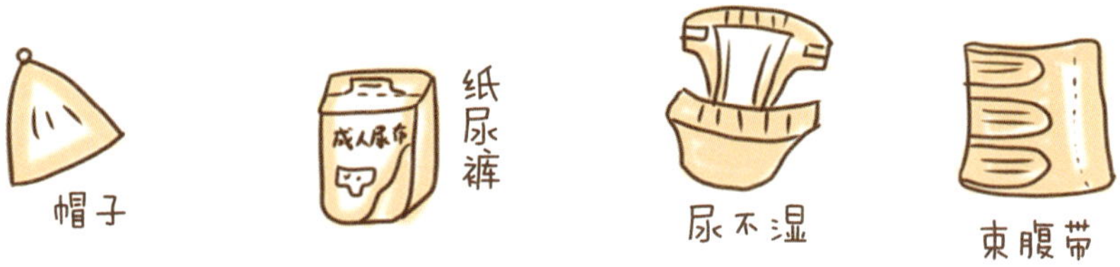

（1）皮肤准备

术前一天沐浴，手术当日衣服反穿，扣子扣在背后且不能穿内衣、内裤，可以穿一双棉袜。进入手术室前要去掉发卡、金属饰品、活动的假牙、假发、隐形眼镜等。护士会帮助孕妇通过脱毛或刮毛的方式去除手术区域的毛发，方便医生进行手术操作。

（2）饮食准备

剖宫产术前需要禁食以避免麻醉反应，产妇遵守医院的禁食时间即可，一般术前4～6 h禁食，术前2 h禁饮。不需要过长时间禁食，应降低糖妈剖宫产术前低血糖风险，稳定血糖水平，提升糖妈产前舒适感。若长期服用药物（如治疗心脏病、高血压等药物），须在医生指导下服用。

（3）剖宫产相关知识储备

术前，医务人员会告知糖妈和家属剖宫产的手术方式、麻醉方式、手术风险、手术前后的配合事项等，糖妈能够对剖宫产的过程、麻醉体位事先有所了解，比如术前会先打麻醉、留置导尿管，手术中糖妈是清醒的，术后早期会按压宫底来观察出血量等。糖妈应做好充分的心理准备，更好地配合医生。

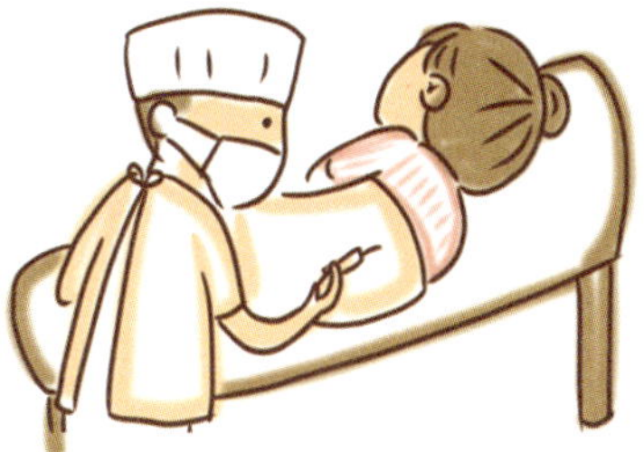
麻醉

第十三节　剖宫产术麻醉后还清醒吗？

保证母婴安全，减少手术创伤和术后并发症是每个麻醉医生最关注的问题。麻醉医生一般会根据母亲和胎儿情况选择最佳的麻醉方法。剖宫产的麻醉方式包括以下几种。

（1）椎管内麻醉

硬膜外阻滞、蛛网膜下腔麻醉（腰麻）、腰硬联合麻醉等麻醉方式统称为椎管内麻醉，俗称半麻。半麻在手术过程中能使产妇的腹部和下肢麻木，感觉不到疼痛，同时，头脑还能保持清醒。在这种情况下，产妇仍可以参与生产过程，在宝宝初降人世的第一时间看到宝宝，听到宝宝的哭声，与宝宝亲密接触，建立亲子关系，椎管内麻醉是剖宫产的首选麻醉方式。

（2）全身麻醉

剖宫产中的全身麻醉（简称全麻），是指麻醉药通过呼吸道吸入或静脉注射进入体内，抑制中枢神经，使产妇神志消失。在整个手术过程中，产妇意识消失，没有痛苦的感觉，无须担心、害怕，有“一觉醒来开完刀”的优点。只有当麻醉药物全部代谢后，产妇才会醒来，但醒来后马上会感到疼痛。全麻相对来说风险、并发症较多，除非产妇有特殊的情况，否则一般不会选择全麻。

（3）局部浸润麻醉

局部浸润麻醉是最简单、最直接的麻醉技术。但麻醉效果远不如以上所讲的各种方法。只有当发生紧急剖宫产术时或产妇同时合并困难气道和椎管内麻醉禁忌证时，才会采用此种麻醉方式完成剖宫产术。

麻醉方式可以选择吗

麻醉方式的选择应基于麻醉、产科、母胎等各方面危险因素综合考量。一般情况下，椎管内麻醉是国内外施行剖宫产术的首选麻醉方式，近年来已被普遍应用于剖宫产术，不适合椎管内麻醉的产妇可选择全身麻醉。

对于糖妈，择期剖宫产手术通常首选椎管内麻醉，其次选择全身麻醉。另外，对于妊娠合并糖尿病产妇的择期剖宫产者，尽量选择早晨手术，以利于控制围术期血糖。

第十四节　如何应对剖宫产术后疼痛?

剖宫产术后疼痛是一个常见的问题，许多新妈妈都面临这种不适。尽管手术本身是为了让宝宝出生，但随之而来的疼痛却是许多新妈妈没有预料到的。本节将提供一些应对剖宫产术后疼痛的方法，帮助新妈妈度过这个阶段。

剖宫产术后疼痛的原因是什么

剖宫产术后疼痛的原因主要有两个：手术切口痛和子宫收缩痛。手术切口需要时间愈合，而子宫收缩则是为了帮助止血和子宫复旧，这些生理过程都会引起不同程度的疼痛。

剖宫产术后疼痛会持续多久

剖宫产术后疼痛一般在术后24 h内较剧烈，之后逐渐减轻，持续一周左右。术后疼痛可在手术后即刻发生，也可能在术后几个小时麻醉消退后发生。每个人对疼痛的感受不同，有人会感觉难以忍受，有人则感觉可以接受，因人而异。

如何应对剖宫产术后疼痛

（1）术后镇痛泵的应用

镇痛泵可以减轻产妇的痛苦和不适，缓解焦虑，改善睡眠，能够让产妇在较为舒适的状态下度过术后2d最疼痛的阶段。糖妈可以根据分娩医院的情况向麻醉医生提出术后使用镇痛泵。

值得注意的是，使用镇痛泵能减轻疼痛，而不是完全消除疼痛。通常，麻醉医生会为产妇设置一个既能降低疼痛又保证相对安全的剂量。只要疼痛不影响活动、不影响呼吸和睡眠，即为镇痛效果满意。

（2）非药物镇痛方式

① 按摩：适当的按摩可以缓解肌肉紧张和子宫收缩带来的腰背疼痛。在腹部手术后，按摩应避开手术区域。

② 呼吸练习：深呼吸和放松练习可以帮助缓解疼痛和焦虑。

③ 渐进性肌肉放松：通过逐渐放松身体各部分的肌肉，可以缓解疼痛和紧张。

④ 音乐疗法：可以采取听音乐的方式转移注意力，缓解术后疼痛。

⑤ 调整体位：产妇可以选择侧卧位来休息。侧卧位能够有效减轻腹壁张力牵拉所带来的疼痛感。

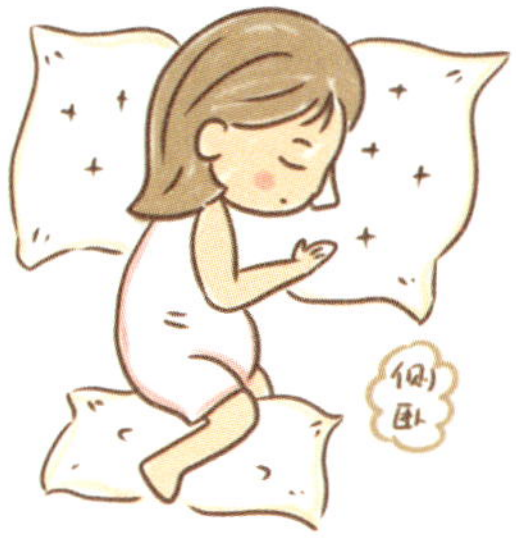

（3）药物治疗

对于未能使用镇痛泵，且通过非药物镇痛方式依然无法忍受疼痛的糖妈，可寻求医生的帮助使用止痛药。需要注意的是，止痛药可能会引起一些副作用，如恶心、呕吐、头晕等。因此，在使用药物治疗时，应遵循医生的建议，并注意观察副作用。

第十五节　剖宫产术后的注意事项

剖宫产术后的糖妈可能会焦虑：我术后能吃饭吗？吃什么呀？能喂奶吗？能下地吗？……有好多疑惑。本节介绍剖宫产术后的一些注意事项。

术后该怎么吃

剖宫产术后需禁食一段时间，等待胃肠功能恢复。不同医院的要求会有差异，一般禁食6～8h后进食半流质食物，如白粥、菜粥、烂糊面等。在排气前，不建议糖妈吃容易胀气的食物，如牛奶、豆制品等。等到排气后，可逐渐恢复至正常饮食。总的原则是未排气前以半流质为主，多运动促进排气；排气后逐渐恢复正常饮食，以好消化、不油腻、有营养的食物为主。

术后什么时候能起床呀

剖宫产术后一般平卧4～6 h，避免手术麻醉引起的恶心呕吐、头痛等。4～6 h后下肢恢复知觉，就可以在床上翻身，每1～2 h 1次。除了翻身，产妇还应尽量在床上活动下肢，剖宫产术后，麻醉效果逐渐减退后，产妇可能会感觉到宫缩疼、切口疼，可以采取半卧的姿势，缓解疼痛。当产妇体力恢复一些之后，就可以下床活动了，不需要等到手术24 h以后或者拔尿管后。尽早下床活动可以促进肠蠕动，还能防止静脉血栓。

剖宫产切口怎么护理

糖妈因糖代谢处于紊乱状态，机体免疫力降低，因而感染风险更高。因此，要重视剖宫产切口护理，预防切口感染。

通常情况下，剖宫产切口皮肤是用可吸收线缝合，无须拆线，可自行吸收。切口处会覆盖敷料或纱布，若切口渗血明显，湿透敷料，需通知医生及时换药。要注意观察切口周围皮肤颜色、切口有没有明显的出血和渗出，如发现硬结或者红、肿以及发热、流脓，要及时通知医生。

术后可以洗澡吗

产褥期产妇身体虚弱，出汗较多，陪伴者应常为产妇擦身，更换衣裤。术后要注意个人卫生，保持外阴清洁，勤换内衣、内裤。术后1周左右，当产妇体力恢复、手术伤口无异常时，可以沐浴，但不可盆浴，避免切口浸在水里。沐浴后，可用碘伏消毒液对切口进行消毒，保持切口干燥，预防感染。

剖宫产术后多久可以准备再次怀孕

剖宫产术后1个月内禁止性生活，待恶露结束、恢复性生活后，要严格做好避孕措施，切不可马虎。一般2年内避免再次妊娠。再次妊娠时，要及时就医，警惕瘢痕妊娠。

第十六节　剖宫产术会引起腰痛吗?

剖宫产手术一般采用椎管内麻醉，主要是为了避免部分全麻药对新生儿呼吸的影响，是产科麻醉的首选麻醉方式。麻醉的穿刺部位在腰椎部位。当导管拔出后，穿刺点有局部钝痛、刺痛是正常现象，但随着组织的修复，一般几天便可痊愈，不会延续下去。因此，产后腰痛的锅，不应由剖宫产麻醉来背。

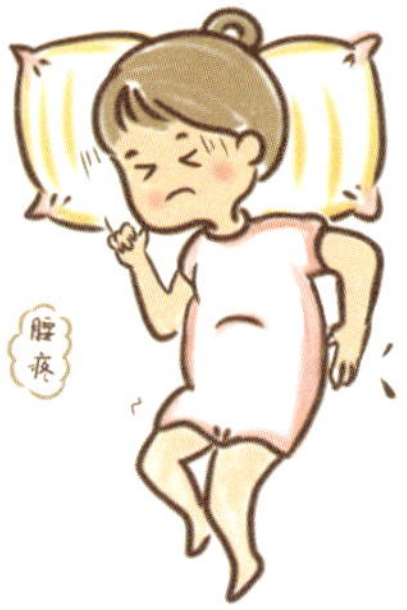

产后腰痛是什么原因引起的呢

（1）身体尚未恢复。母体分娩后，身体系统不会很快恢复到孕前状态，骨盆韧带还属于松弛状态，子宫未能完全复位，引起腰痛。

（2）腰部长期受压迫。随着孕周的增加，孕妇在肚子增大的同时，体重也随之增长，腰部要承受很大的压力，并且可能会压迫盆腔血管及腰部神经，导致疼痛，甚至延续到产后。

（3）骨盆前倾。孕期重心前移，或者平时爱美的女性喜欢穿高跟鞋，不注意收腹，长时间挺肚子也会造成骨盆前倾，引起腰痛。

（4）子宫位置不良。子宫正常位置是前倾前屈位，由子宫的韧带固定在盆腔内。如果发生子宫脱垂，就会沿阴道向下移位，引起腰痛。

（5）产后劳累。产后妈妈要经常弯腰照顾宝宝，如洗澡、穿衣、换尿布等，这些长时间弯腰的行为导致腰肌劳损，引起腰痛。

（6）缺乏运动。内在核心薄弱，腰背部肌肉无力，不能给腰椎足够的支撑，导致腰椎损伤引起腰痛。

（7）盆腔感染。产后避孕方法不恰当，人工流产次数多，盆腔感染也会引起腰痛。

如何预防产后腰痛呢

（1）产前预防

产前合理饮食，避免过于肥胖或胎儿过大而增大腰部负担，造成腰肌和韧带的损伤。

（2）注意休息

产后保持充足的睡眠，经常变换卧床姿势，避免经常弯腰、久站，避免过于用力，不要过早跑步、走远路，以免子宫后位或子宫脱垂，引起腰痛。坐着时，腰部可垫软枕，以减轻腰部负荷。

（3）合理饮食

产后应科学“坐月子”，合理饮食，避免体重过重，增加腰部负担。适当补钙，多摄入含钙多的食物。

（4）积极康复

尽早进行恰当的产后康复，康复越早，效果越稳定。如果出现腰痛，应适当进行腰部按摩、理疗。如不能缓解，应及时前往相关科室就诊。

（5）科学避孕

不可过早同房。要等恶露干净后才可恢复性生活，避免感染。特别要注意的是，应注意科学避孕，避免意外怀孕。

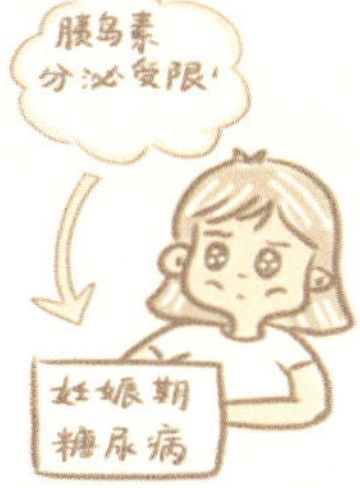

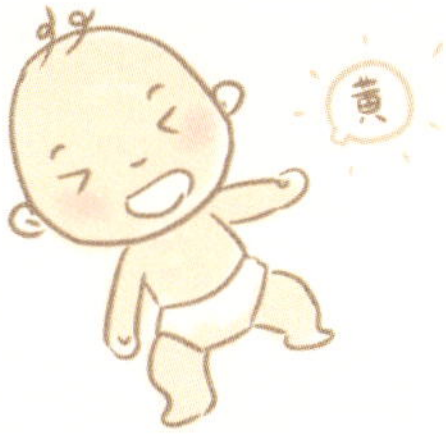

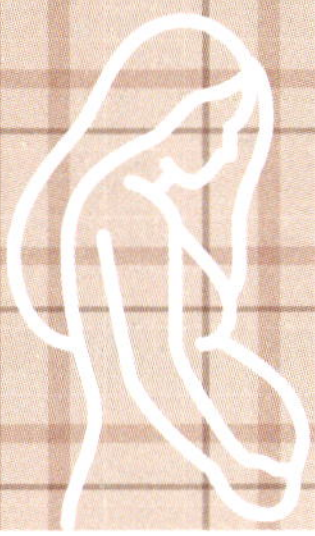

产后篇

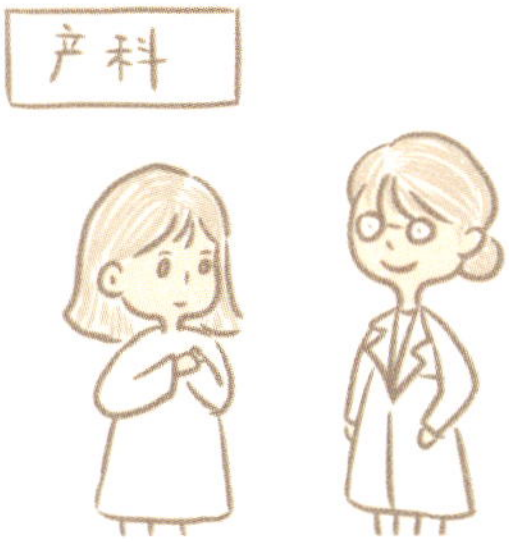

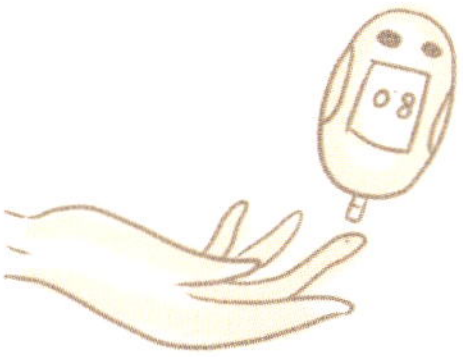

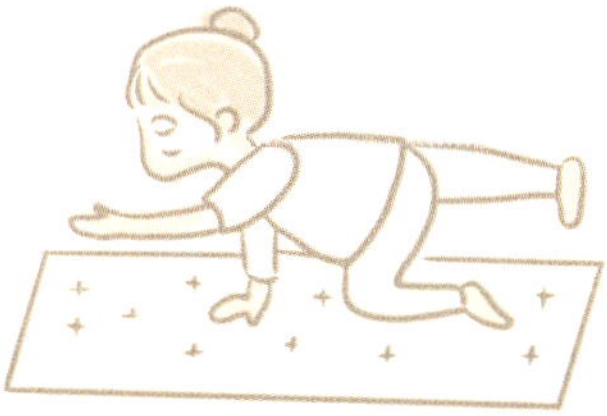

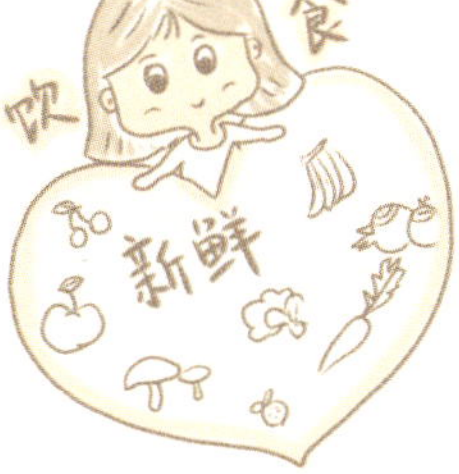

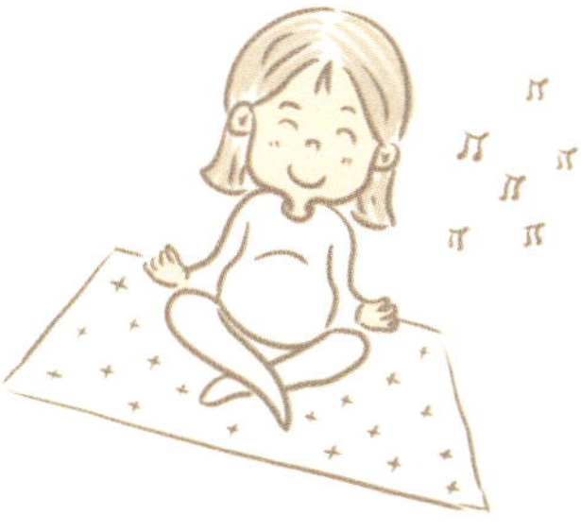

第一节　糖妈产后饮食

大部分糖妈的血糖在产后可以恢复正常，但少部分还是会持续糖代谢异常，发展为2型糖尿病。因此，产后仍需控制饮食，使血糖保持在正常范围内。本篇详细介绍糖妈在产后该如何饮食等。

糖妈产后饮食总热量需求是多少呢

热量主要源于碳水化合物、蛋白质、脂肪三大部分，其中碳水化合物摄入转化的能量一般占总能量的50%~60%，蛋白质一般占总能量的15%~20%，脂肪占总能量的25%~30%，各营养物质所提供能量及建议实际摄入量详见下表。

产后饮食热量分配

热量主要来源	占总能量比	能量	实际摄入量
碳水化合物	50% ~ 60%	800 ~ 1 200 kcal/d	200 ~ 300 g/d
蛋白质	15% ~ 20%	320 ~ 400 kcal/d	80 ~ 100 g/d
脂肪	25% ~ 30%	450 ~ 630 kcal/d	50 ~ 70 g/d

糖妈每天的饮食搭配建议

主食类：每天主食约250 g（以下食物均指生重），粗粮占主食的1/2左右，可将粗粮做成杂粮饭、杂粮馒头、全麦面包、荞麦面条等食物形式。常见的粗粮有小米、黑米、糙米、燕麦、高粱、荞麦、大麦、红豆、绿豆、黑豆、玉米、红薯等。

蔬菜类：每天约500 g,其中黄色、绿色蔬菜300~350 g，菌菇类

50～100 g，其他蔬菜100～150 g。如果摄入了土豆、莲藕、山药、芋头、蚕豆、毛豆等淀粉含量较高的蔬菜，则适当减少主食。

荤菜类：每天约200 g，首选鱼、虾等海鲜类，其次选鸡、鸭等禽类（不吃肉皮）以及猪、牛等畜类的瘦肉，建议交替食用。

水果类：每天约250 g，建议多样化。

坚果类：10 g左右，非油炸，非烤制，无调味剂。

奶类：酸奶和牛奶或奶酪，总量300～500 g，酸奶最好选择无糖或原味酸奶。

油盐类：每天20～30 mL食用油，大约两三汤勺，建议不同油交替食用；盐＜6 g。

一日食谱举例

早餐	紫薯（100 g约一拳/109 kcal）+鸡蛋（50 g/70 kcal）+圣女果（10～15个/44～66 kcal）+无糖豆浆250 mL（75 kcal）
中餐	杂粮饭（150 g约一拳/192 kcal）+黑椒洋葱丁牛肉（100 g约一掌/69 kcal）+荷兰豆炒胡萝卜（120 g各半掌/85 kcal）
晚餐	荞麦面条（150 g约一拳/225 kcal）+蘑菇炒青菜（150 g约两掌/54 kcal）+白灼虾（60 g约4只/64 kcal）
加餐	两餐之间，例如，黄瓜1根/番茄1个/无糖酸奶1杯/苏打饼干1包/草莓5～6个/蓝莓或树莓1把/柚子2瓣/坚果15 g

糖妈产后饮食应避免哪些食物呢

① 建议少吃含糖高的食物，如红糖、果酱、蜂蜜、巧克力和其他甜食、蛋糕，及含糖饮料。

② 避免高脂肪类及油炸食品，如黄油、肥肉、油酥点心等。

③ 建议少食辛辣刺激食物，以清淡饮食为主。

④ 建议少吃活血的食物，如桂圆、红枣。

⑤ 哺乳的糖妈不要饮酒。

糖妈和普通产后妈妈饮食略有不同。糖妈发生2型糖尿病的风险增加。

因此，产后饮食要注意控制含糖高的食物摄入量，同时后期随访监测血糖，调整饮食结构，严格控制体重。

糖妈产后饮食一问一答小贴士

问： 是否需要额外的营养补充剂？

答： 在医生的建议下，可以考虑补充一些重要的营养素，如叶酸、维生素D和钙。但不要自行添加补充剂，应该咨询医生的建议。

问： 如何应对哺乳期间的饥饿感？

答： 分散进食，每隔2～3 h进食一次，避免过度饥饿。选择健康的零食，如坚果、水果，帮助控制血糖水平。

问： 是否可以饮用咖啡或茶？

答： 适度的咖啡因摄入是可以的，但过量摄入可能通过哺乳传递给宝宝。

问： 哪些因素会导致血糖波动？

答： 情绪波动、失眠和不规律的进食时间都可能导致血糖波动。尽量保持规律的生活作息，避免过度疲劳。

第二节　如何预防产后尿潴留？

产后尿潴留是分娩常见并发症。一般产妇在产后4～6 h内就能自行解小便。如果产妇在产后6 h以上不能自行排尿或产后膀胱排空不完全，而且膀胱胀满，称为产后尿潴留。

为什么会发生产后尿潴留呢

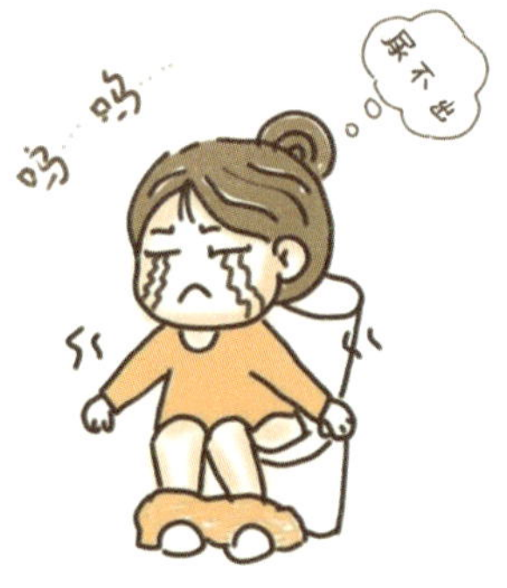

顺产和剖宫产的糖妈都有发生尿潴留的风险，主要原因包括腹压下降、膀胱肌麻痹及精神过度紧张等。

顺产的糖妈由于产程中宝宝头持续压迫膀胱后壁，影响膀胱平滑肌收缩功能，或者会阴部伤口的疼痛刺激引起精神紧张，都有可能引起排尿困难。

剖宫产的糖妈可能引起尿潴留的原因有导尿管留置时间过长、药物因素、心理因素等。

产后尿潴留会有什么危害呢

产后尿潴留会导致膀胱过度充盈，影响子宫收缩，增加产后出血风险；引起泌尿系统感染等并发症；远期还会诱发尿失禁、阴道松弛、子宫脱垂等症状。

有什么好的预防措施

（1）第一步：产前膀胱功能锻炼

孕期足月后，在特定时间进行排尿功能锻炼，如餐前 30 min、晨起或睡前，定时如厕排尿。同时，进行盆底肌肉训练：在不收缩下肢、腹部及臀部肌肉的情况下自主收缩会阴及肛门括约肌。每次收缩维持 10 s，每次做 15 ~ 30 min，每天 2 ~ 3 次。

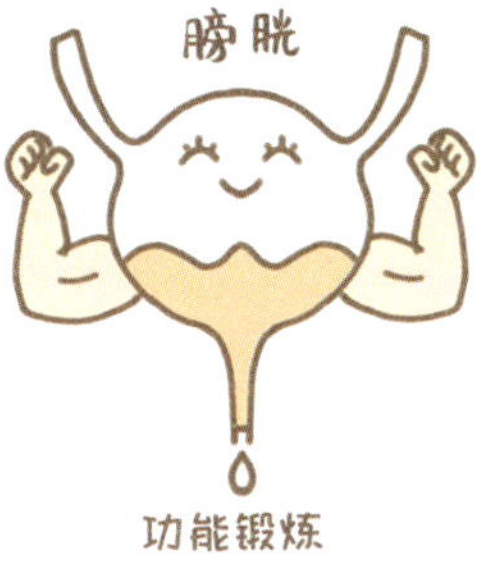

（2）第二步：产程中定时排尿，避免长时间憋尿

进入产程后，糖妈应适当饮水，克服生产过程中的焦虑、抑郁情绪，通过听音乐、深呼吸，与助产士及家属沟通，使自身心情稳定，每 2 ~ 4 h 尝试排尿。

（3）第三步：产后积极排尿

① 适量饮水：在分娩 30 min、1 h 后，分别依次饮用温开水 300 ~ 500 mL、200 ~ 300 mL，在有尿意时尝试排尿。

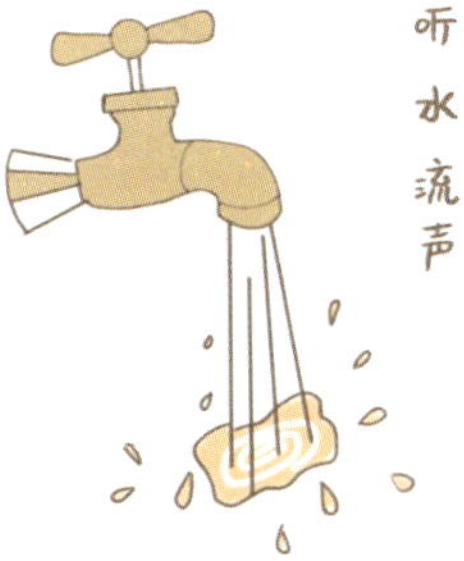

② 诱导排尿：排尿时精神放松，正常解尿。如排尿困难，产妇有尿意但小便排不出，可尝试打开厕所水龙头听流水声，以及用温水冲洗外阴，从而刺激尿道产生尿意而排尿。

③ 其他方法：如诱导无效，糖妈可以坐在马桶上，身体前倾，收缩腹肌，从而增加膀胱肌的压力，

促使尿液排出。或者双手拇指置于髂嵴处，其余手指放在下腹部膀胱区，向盆腔压迫，帮助排尿。

如果还是尿不出怎么办

为了避免膀胱过度充盈，经以上方法尝试依然无法解尿的糖妈需要药物治疗或者中医手法处理。依然无效者，需要留置导尿管一段时间，等待膀胱功能逐渐恢复。

第三节　产后发热正常吗？

产后发热是指孕妇在分娩以后出现体温异常的症状。分娩后一周以内的发热更常见。

哪些因素可能引起产后发热呢

剖宫产术后的产后发热所占比例较高，约为55.8%。其次为胎膜早破，由于破膜后阴道内的病原微生物易上行感染，感染程度与破膜时间有关，破膜超过24 h的感染率增加5～10倍。患有上呼吸道感染、羊水污染、阴道试产失败改行剖宫产等都是产后发热的高危因素。深静脉血栓和乳房肿胀也会引起产后发热。

剖宫产术后体温升高正常吗

剖宫产术后会发生吸收热，是由于手术产生组织分解产物及渗血渗液吸收后的反应。在术后2～3 d，体温会略升高，变化幅度在0.5℃～1℃，一般不超过38.5℃。吸收热一般不需要特殊处理。但是剖宫产术后也有可能发生产褥期感染，需要医生专业评判。

产后发热一定是感染引起的吗

不全是。分娩时，产妇生理结构变化、出血、分娩损伤导致机体免疫力下降或孕期有贫血症状，容易引起产后发热。产妇应注意休养、补充营养、补充铁剂改善贫血，增强机体抵抗力。但在产后2～3 d低热后突然出现高热，应考虑存在感染的可能。

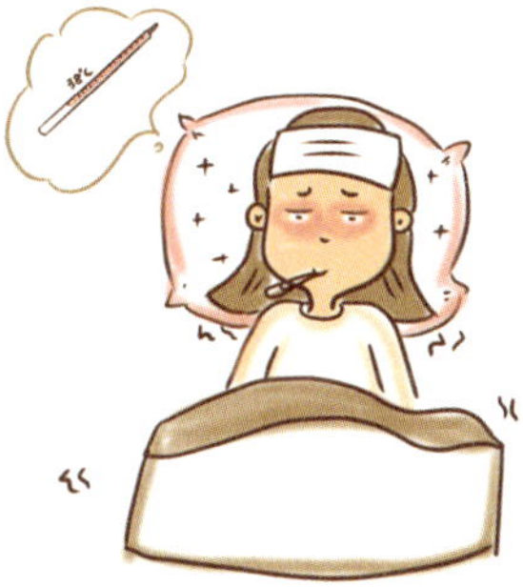

产后发热会有什么危害呢

产后发热除了造成身体不适，对产妇的产后恢复效果和恢复速度也会造成不良影响，通常表现为疼痛、异常恶露，危及产妇健康，对新生儿的哺育也会产生影响。

如何预防产后发热

良好的休息有助于产妇身体的康复。应充分休息，避免过度劳累，降低感染风险。休养场所应环境清洁、空气新鲜、温度适宜，合理控制亲友探视时间和人数。

保持会阴清洁，每天清洁会阴1～2次。产褥期不洗盆浴。

在产后医生检查确认之前，避免过早同房。

加强营养，良好的营养状态有助于增强产妇免疫系统的功能，提高身体抵抗感染的能力。因此，糖妈要吃适量高蛋白、高热量、高维生素、易消化的食物，多饮水，保证足够的液体摄入。

如果医生开具了抗生素或其他药物，须遵照医嘱使用，不可随意更改剂量或中断治疗。

第四节　辨别产后恶露，预防产后感染

恶露是指在分娩后，子宫复旧的过程中，宫腔内的出血、坏死的蜕膜组织随着子宫收缩，再经阴道排出体外的液体。根据其颜色和阶段分为血性恶露、浆液性恶露和白色恶露三种类型。恶露是产褥期主要表现之一，属于正常生理现象。

正常产后恶露是什么样的

三种类型的恶露特点

	血性恶露	浆液性恶露	白色恶露
持续时间	产后最初3～4 d	产后4～14 d	产后14 d左右出现，持续3周
颜色	鲜红色	淡红色	白色
气味	血腥味，无臭味	血腥味，无臭味	淡血腥味，无臭味
排出量	多于或等同于月经量，伴有小血块	小于月经量	量少
内容物	大量血液，少量胎膜、坏死蜕膜	少量血液、坏死蜕膜、宫颈黏液、细菌	坏死退化蜕膜、表皮细胞、大量白细胞和细菌

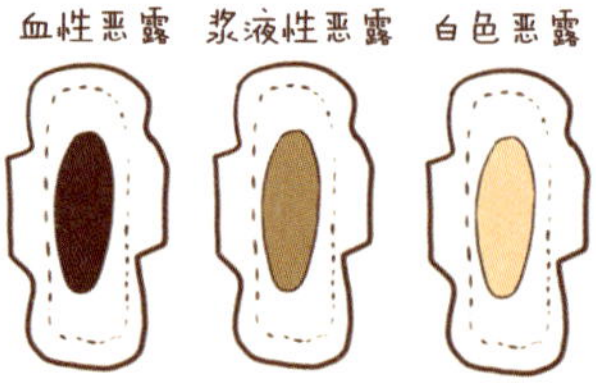

恶露期间的注意事项

产妇产后身体虚弱，加之长时间的阴道出血，会阴环境潮湿，容易引发感染。因此，糖妈在产褥期要特别注意保持会阴部的清洁干燥，经常更换护垫，每天1～2次清洗会阴部。当大便污染时，也要及时清洗，清洗后用专用的清洁毛巾擦干。

糖妈还要注意观察自己的恶露。恶露量在产后应逐日减少，颜色越来越浅。如果出院后恶露突然大量增多，且颜色鲜红，或出现恶露臭味，应及时就医。

如何鉴别是产后恶露还是月经

产后恶露一般持续半个月到42 d左右后干净，且量逐渐减少，颜色逐渐变淡。恶露干净之后，间隔一段时间出现的正常周期阴道出血就是月经了。不喂奶的妈妈一般产后6～10周月经复潮；母乳喂养的妈妈产后4～6个月甚至1年左右月经复潮。

第五节　孕产妇预防血栓小妙招

孕产妇是发生静脉血栓的高危人群，妊娠妇女静脉血栓栓塞症的发生风险是同龄非妊娠妇女的4～6倍；产褥期静脉血栓栓塞的风险会增加10～20倍。静脉血栓如何预防呢？

什么是静脉血栓

深静脉血栓（Deep Venous Thrombosis, DVT）是血液在深静脉内不正常凝结引起的静脉回流障碍性疾病，常发生在腿部。其可能不引起任何症状，但也可能会阻塞血管，引起腿部疼痛、肿胀和其他严重的并发症，甚至导致死亡。因此，一定要高度重视。

为何孕产妇易患静脉血栓

孕妇的身体为了应对产后出血，血液呈现高凝状态，也就是说，血液更容易结成血块。分娩过程中，或者孕期的外科手术，可能引起血管壁损伤，增加血栓风险。孕产期卧床休息多，活动量减少，都会使血流速度减慢，更容易发生血栓。此外，高龄、肥胖、吸烟、多胎妊娠、静脉曲张、曾经有血栓疾病或有血栓家族史的孕妇更容易发生血栓。

如何判断是否发生了DVT

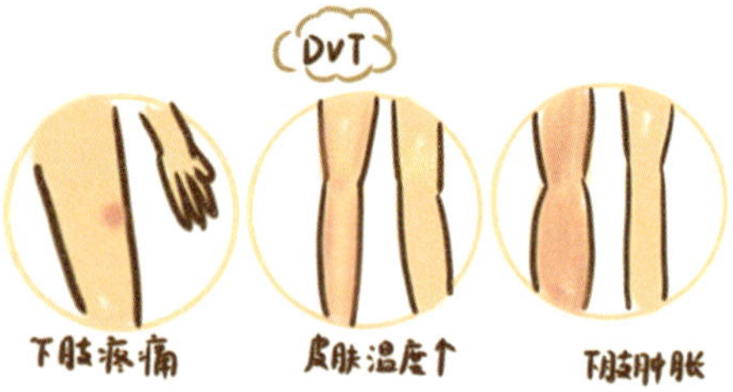

孕产妇发生DVT时可能出现一些特定的症状，当下肢出现以下症状时，要警惕：局部或者整个腿部肿胀；持续性的钝痛；持续的压力感；皮肤发红、发紫或其他异常的颜色；腿部皮温升高；肌肉紧张或痉挛；受影响的静脉可能变得更加突出等。当血栓脱落到达肺部时，还会出现呼吸困难、胸痛、心率加快等肺栓塞的症状。

以上这些症状并非一定是DVT，也可能与其他健康问题有关。但如果孕产妇出现上述之一或多个症状，应该尽快就诊。早期诊断和治疗对于预防DVT引起的并发症非常重要。医生可能会进行相关的检查，如超声检查，来确认是否存在DVT。

如何预防血栓呢

尽量保持活动，每天进行一些简单的锻炼，尤其是轻松的散步、踮脚尖或踏步运动，这有助于促进血液循环，减少血栓形成的风险。避免长时间静坐或卧床休息。如果病情需要卧床，记得定期改变体位，进行小范围的四肢运动，防止血液滞留。

保持良好的饮食和充足的水分摄入非常重要，这有助于维持血液的正常流动，减少血栓形成的风险。

医生可能会建议血栓风险高的孕产妇穿戴弹力袜，这些袜子可以提升血管壁的压力，减少血液滞留的可能性。选择合适的弹力袜，确保按照医生的建议佩戴。

注意观察身体的变化，特别是下肢的肿胀、疼痛或其他异常症状。及时就医，请医生进行专业的评估。

第六节 坐月子能洗头洗澡吗?

坐月子是我国传统文化中生育期间的保养方式。不同地区的风俗中流传着不同的说法，传统的长辈可能认为产妇坐月子期间洗头、洗澡，容易导致寒邪入体，得“月子病”。可是一个月不洗头、不洗澡对新妈妈来说实在是太难熬，真的不能洗吗?

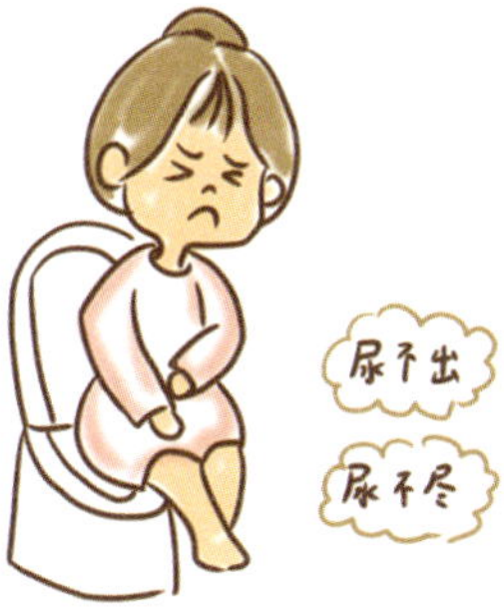

其实，当今的生活水平提高了，各类家电和设施能保证保暖效果，坐月子期间是可以洗头洗澡的。而且适度的清洁有助于保持皮肤清洁，减轻疲劳，促进血液循环，对产妇的康复和身体健康有益。另外，沐浴时的温热水能刺激膀胱、括约肌收缩，使膀胱张力尽早恢复到孕前水平，从而减少产后尿潴留或尿淋漓不尽。

产后什么时候可以开始洗澡

产后洗澡的开始时间不能一概而论。自然分娩的产妇，产后24～48 h内体力恢复就可以洗澡了。对于剖宫产来说，因腹部有手术切口，须待术后7 d左右伤口初步恢复再洗澡。需要注意的是，洗澡时最好有家人在旁帮助，以免跌倒受伤。洗澡时间长短应视每个人的体质情况而定。但是，产后第一次洗澡的时间不宜过长，以防晕倒。

产后洗澡应注意什么

产后应选择淋浴，不能盆浴，以免引起生殖道感染。水温调节至温暖而舒适，不宜过热，过热的水可能导致血管扩张，增加心脏负担。洗澡时间不宜过长；寒冷的季节注意保暖，洗澡后迅速擦干身体，穿上保暖的衣物，避免受凉；尽量选择温和、无刺激性的洗浴产品。

因此，坐月子期间可以洗澡，但要根据产妇的情况合理选择洗澡的时间、频率、水温和用品，在安全的前提下让新妈妈干净、舒适地度过产褥期。

第七节　糖妈的产后注意事项

除了前面提到的预防感染和血栓，观察恶露，洗头洗澡，糖妈们产后还应该注意什么呢？

（1）休息环境：产妇休息、哺乳都需要一个良好的环境，居室要安静、整洁、光线充足；每日至少2次开窗通风，保持空气新鲜，通风时注意避免风直接吹向产妇及新生儿；保持室内温度为22℃～24℃。

（2）正常大小便：分娩后因为术后疼痛、会阴伤口、产后疲劳等原因，排尿可能受到影响，此时糖妈可以尝试放松心情，坐在马桶上听流水声，用温水冲洗会阴部等来帮助顺利小便。因活动量少、食物缺少纤维素、肠蠕动减弱等，排便也有可能很困难，应多喝水，多吃富含纤维素的蔬菜、水果，多运动。

（3）个人卫生：产后产妇出汗多，应经常洗澡，常换内衣，饭后要刷牙漱口，预防口腔感染和牙周炎；指甲要剪短，以免划伤婴儿柔嫩的肌肤。会阴擦拭及冲洗时，应从前向后，以免将肛门的细菌带到会阴伤口和阴道内。

（4）注意避孕：月经通常在产后两三个月才恢复，母乳喂养的母亲则更晚。但是产后月经复潮前也有可能受孕。因此，恢复性生活后，即使月经还没有来，也要采用适宜的避孕方法。避孕方法会在本篇第十节详细介绍。

糖妈产后有什么额外要注意的吗

糖妈产后早期要尽早开始母乳喂养，并关注新生儿的血糖变化，这部分的内容会在新生儿篇详细介绍。

糖妈再次怀孕生宝宝时，发生GDM和远期患2型糖尿病的风险显著增高，分娩后仍然需要关注血糖水平。可于产后4～12周口服75 g葡萄糖耐量试验。如果筛查结果正常，此后每3年进行一次糖代谢异常筛查。再次怀孕前应控制体重，提前筛查，降低再次患上GDM的风险。

第八节 产后保持心情愉悦很重要

宝宝的诞生给新妈妈带来了无尽的喜悦，但同时也可能带来情绪的波动。由于产后激素水平改变，加上照顾婴儿很疲惫，睡眠不足，家庭成员更关注新生儿等，新妈妈可能会出现情绪低落、失眠、疲劳等症状。这些情绪的变化是身体适应新生活的反应，但有时也可能演变为产后抑郁。

如何预防产后抑郁

新妈妈可以在怀孕期间建立一个可靠的支持系统，包括家人、朋友和有经验的妈妈们。这样，在宝宝降生之前，新妈妈对产后可能面临的挑战会有充分的认识和准备，包括可能的情绪变化。应尽量保持社交活动，与朋友或家人一起出去散步、聊天，有助于缓解情绪压力，避免孤独感。应关注自己，保持对自己的关怀，适时给自己一些小奖励，有助于提高自尊心和情绪抵抗力。应乐于接受他人的帮助，朋友和家人的支持能有效帮助预防产后抑郁。

如何应对异常情绪

出现异常情绪也不要害怕。当新妈妈出现负面情绪时，首先要及时调整心情，和家庭成员共同面对这一特殊时期。与家人沟通十分重要，沟通是缓解情绪的重要途径，接受家庭支持，有助于减轻压力。合理安排休息时间，确保充足的睡眠，这对调整情绪非常关键。也要根据身体情况适度运动和合理饮食，这有助于身体的恢复。同时，运动也能释放身体内的愉悦激素，对情绪的调节有积极作用。

如果情绪问题没有改善，应及时寻求专业帮助。心理医生会通过专业的方式来评判是否为产后抑郁，并提供专业的心理支持和治疗。

在这段充满挑战和奇迹的旅程中，产后情绪的起伏是正常的，理解身体的生理变化，与亲人沟通，积极寻求帮助，建立一个强大的支持系统，这些都能帮助糖妈顺利度过这一阶段。

第九节　在家就能做的盆底肌修复运动

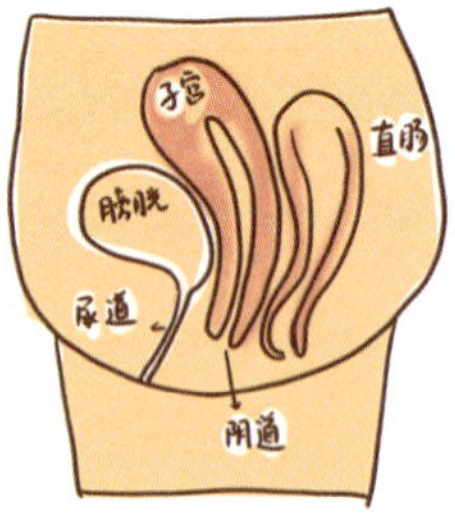

盆底肌群犹如一张“吊网”，尿道、膀胱、阴道、子宫、直肠等脏器被这张“网”紧紧吊住，从而维持脏器的正常位置和功能。而怀孕、分娩会让盆底肌变得松弛、失去弹性，甚至导致尿失禁、性功能障碍等问题，影响女性的生活质量。产后可以通过调整生活习惯和居家锻炼来促进盆底肌修复。

（1）调整生活习惯

① 正确排尿姿势：排尿时，选择正常的姿势，不要用力过猛。避免憋尿，尽量保持排尿通畅，减轻盆底肌的负担。

② 体重管理：保持健康的体重是维护盆底肌健康的关键。体重过重会增加盆底肌的负担，而适中的体重有助于减轻这种压力。

③ 生活方式调整：避免长时间站立或久坐久蹲，长时间的站立或久坐可能对盆底肌造成不适。定期站起来活动一下，或者适度休息，有助于缓解肌肉的紧张；避免重体力工作及用力排便等动作；戒烟，减少饮用含咖啡因的饮料。

（2）训练盆底肌

① 运动前的准备：排空小便，选择一个舒服的姿势，站着、坐着或是躺着都可以。将手放在肚皮上，放松大腿，放松腹部，让全身都处于放松状态，将注意力集中到骨盆。

② 凯格尔运动：收紧肛门，这时肛门在慢慢向上移动，会阴部的肌肉也在慢慢向上移动，达到顶点后维持3 s，然后缓慢放松肛门，感觉肛门在慢慢向下移动，到达自然状态后，休息3 s，一套完整的凯格尔运动就完成了。每次做15～30 min，每天2～3次或每天做150～200个。对于有漏尿症状的人，一般需要坚持6～12周才会有明显效果；若中断训练，症状会再次出现。

③ Knack 方法：Knack的中文含义为技巧，即在特定情况下技巧性地主动控制盆底肌。Knack方法的主要理念是在咳嗽、打喷嚏、搬重物、弯腰等

动作导致腹压突然增加前，收紧盆底肌。在任何时间、任何地点、任何体位下都可以督促自己进行。

第十节　产后性生活及避孕方式

产后初期，由于女性生殖内分泌激素变化较大，加上子宫复旧、伤口愈合以及哺乳等因素，如发生非意愿再次妊娠，无论是人工流产还是分娩，出现并发症的风险将明显增加，对母亲的身心健康会造成负面影响。产褥期是身体逐渐恢复的时期，子宫和盆腔需要一定的时间恢复到正常状态。过早怀孕可能增加身体的负担，影响康复过程。在产后，妈妈们需要投入大量的时间和精力照顾新生儿。如果过早怀孕，可能会对新生儿的抚养和照顾造成一定困扰。因此，在产后有效的避孕可保障女性的生殖健康。

产后多久可以恢复性生活

分娩后，随着恶露排出，产妇的生殖器官逐渐恢复正常大小约需6周，如果在这期间同房，男性生殖器及女性会阴部细菌可能会进入阴道，引起盆腔炎。同时，性生活的机械性刺激会使尚未恢复的盆腔脏器充血，降低对疾病的抵抗力，从而引起感染，严重的甚至引起腹膜炎或败血症，影响产妇的身体健康。因此，产后42 d内禁止性生活，待恶露干净且经产后检查，医生确认生殖系统已恢复健康后，方可恢复性生活。

产后避孕方式有哪些

（1）避孕套：佩戴避孕套是最简单便捷的避孕方式，须每次性生活全程正确使用，才能有效避孕,是哺乳期首选，可降低产后子宫内膜炎和性传播疾病的发生率。

（2）避孕药：包括短效避孕药、紧急避孕药、长效避孕药等，要合理服用药物，避免用药不当，否则可能会诱发月经失调等情况。哺乳期妇女不建议使用避孕药避孕，可以采用其他避孕方法。

（3）宫内节育器（IUD）：宫内节育器是放置在妇女子宫腔内的避孕装置，由于早期使用的装置多是环状的，通常也叫节育环。这是一个长效简单的避孕方式，一次放置即可避孕5~15年，且避孕成功率较高。其简便、安全、不受年龄限制。顺产产后3个月、剖宫产术后6个月后，已经来月经的产妇经医生评估可放置。

（4）输卵管结扎术：将两侧输卵管切断，不让精子、卵子相遇，这种方法对有再生育要求的妈妈们不适用。

一般产后检查时会有避孕指导相关的内容。如果新妈妈对此有疑问，可向医生进行详细的咨询，以了解哪种方式更适合自己。

第十一节　产后检查有必要

什么是产后检查

产后新妈妈的生殖器官及全身（除乳房外）恢复到非孕状态约需42 d才能完成，这段时间称为产褥期。因此，产后检查一般安排在产后6~7周。经检查，若产妇各项指标均正常，则意味着产妇身体逐渐恢复至未孕状态。产后检查不仅能帮助新妈妈及时发现身体异常状况，还能减少因产妇患病对婴儿健康造成的影响，对确保母婴健康具有重要意义。

自我感觉恢复很好，可以不做产后检查吗

自我感觉恢复很好当然是件好事，但是孕期糖妈的身体发生巨大的变化，需要慢慢恢复，即使分娩的过程很顺利，有些妈妈在分娩后仍可能会出现一些后遗症。有些问题产妇不能直接感受到，需要专业的医生评估和全面的产后检查来了解产后恢复的实际情况，才能及时发现问题并尽早治疗。

产后要检查哪些项目呢

不同医院的产后检查项目会有些区别，一般会包括以下内容。

（1）妈妈的全身情况检查项目

① 一般检查。

测体重，体重增长过快时，应坚持锻炼，适当调整饮食，减少主食和糖类，增加含蛋白质和维生素较丰富的食物。过于瘦弱的则应加强营养。

测血压，如血压尚未恢复正常，应查明原因，对症治疗。对于怀孕期间患有妊娠期高血压疾病的产妇，则需要进一步评估血尿指标，检查血压是否仍在继续升高。如有异常，应积极治疗，以防转为慢性高血压。患有心脏病、肝炎、甲亢和泌尿系统感染疾病的产妇应到内科做详细检查。其他检查项目包括血常规和尿常规化验以及血糖的检测。

② 产科检查：检查会阴及产道裂伤愈合情况，骨盆底肛门组织、盆底肌肌力恢复情况及阴道壁有无膨出；阴道分泌物的量和颜色以及有无异味，有无憋尿等排尿困难；子宫复旧情况；乳房有无疼痛或肿块，乳汁是否充足；对于剖宫产者，要检查腹部伤口情况以及子宫与腹部伤口有无粘连。

③ 心理状态检查：有些医院会根据产妇的情况开展心理状态评估，消除产妇的紧张、忧愁、悲伤情绪，让产妇保持良好的精神状态。

（2）宝宝的检查项目

① 体格检查：测量宝宝身长、体重、头围、胸围；心肺听诊；髋关节和全身体格检查。

② 婴儿的营养状况：医生根据母乳喂养、人工喂养、混合喂养等喂养方式，判断婴儿营养状况，并确定是否需要补充维生素或其他营养成分。

③ 生长发育情况：神经系统检查项目包括运动发育能力，比如趴、抬头、竖头等动作，看看孩子颈部力量是否足够。还要检查神经反射，比如握持反射、觅食反射、行为反射等。

④ 脐部的愈合情况：详见新生儿篇。

第十二节　预防2型糖尿病

曾患GDM的女性与正常妊娠的孕妇相比，未来患2型糖尿病的风险高近10倍。因此，糖妈早期预防T2DM至关重要。

糖妈产后会变成终身糖尿病吗

GDM在分娩后通常会自行消失，但它也成为了患2型糖尿病的一个危险信号。有研究发现，糖妈在生育后10~20年内，2型糖尿病的发病率明显升高。这一演变的过程并非绝对，而是受到多种因素的影响，其中个体的生活方式和遗传背景起着重要作用。

什么会导致糖妈发展为2型糖尿病

糖妈如果在怀孕期间体重过大，或者产后无法有效控制体重，脂肪堆积会增加胰岛素抵抗，进而增加发展成2型糖尿病的风险。遗传因素对于2型糖尿病的发病有明显影响。如果直系亲属患有2型糖尿病，那么遗传风险相对较高。不健康的生活方式，如高糖高脂饮食、缺乏体育锻炼和长时间的精神紧张，都可能成为2型糖尿病的诱因。多次怀孕可能增加胰岛素抵抗的风险，特别是在每次怀孕期间发生GDM的女性。

如何预防2型糖尿病

（1）合理饮食和运动：合理安排饮食和适当锻炼是预防2型糖尿病的制胜法宝，膳食应以低糖、低脂、高纤维为主，避免暴饮暴食，控制每餐的食物摄入量。适度的有氧运动，如散步、游泳、慢跑等，能够提高胰岛素的敏感性，有助于维持血糖水平的稳定。

（2）产后积极母乳喂养：母乳喂养对于母亲和新生儿均有明显的益处，母乳喂养可改善糖妈产后葡萄糖的代谢情况，且哺乳时间越长，患2型糖尿病的风险越低。因此，推荐糖妈在产后进行纯母乳喂养，增加母乳喂养的次数以及延长母乳喂养的时间，有助于降低糖妈的2型糖尿病发生风险。

（3）产后定期监测血糖：孕期使用胰岛素治疗的糖妈，胰岛素治疗剂量越高，产后糖耐量受损越严重。因此，此类糖妈生产后需自行继续监测血糖，产后12周行OGTT检测，之后每1～3年复测一次。若自行控制或OGTT结果不理想，建议及早到综合性医院进行进一步诊断与治疗。

第十三节 糖妈母乳喂养益处多

如前文所述，在怀孕期间，如果被诊断为GDM，那么在产后选择母乳喂养可能会对妈妈和宝宝的健康带来诸多好处。

母乳喂养对宝宝有什么特别的好处吗

母乳是天然的、最适合宝宝的营养源，含有丰富的抗体和免疫物质，可以增强宝宝的免疫力，降低感染和过敏的风险。母乳中富含DHA等脑发育所需的营养成分，有助于宝宝智力的发展。母乳喂养有助于建立母子之间更加亲密的情感联系，提高宝宝的安全感。宝宝在吸吮母乳过程中的肌肉运动有助于其语言能力的发展，坚持母乳喂养能够促进宝宝免疫系统的发育，预防儿童过敏性疾病。

对糖妈的宝宝来说，尽早母乳喂养可以预防新生儿低血糖的发生，增加宝宝身体代谢，控制宝宝的体重增长速度；坚持母乳喂养大于3个月可以降低儿童期肥胖的风险，还能降低宝宝今后发生2型糖尿病的风险。

母乳喂养对妈妈有什么影响吗

恢复正常体重：纯母乳喂养的妈妈每天大约额外消耗500kcal热量，有助于妈妈恢复产前体重。这是一种天然的、温和的减重方式，不需要特殊的节食或运动。

促进子宫收缩：母乳喂养促进催产素分泌，刺激子宫收缩，预防产后出血，促使子宫更快地回到正常大小。

降低患产后抑郁的风险：母乳喂养有助于母亲角色建立，提高妈妈的心理幸福感，降低患产后抑郁症的风险。

降低2型糖尿病的风险：纯母乳喂养可以使糖妈血糖降低，因为这样可以更有效地利用妈妈体内的葡萄糖。母乳喂养时间越长、频率越高，越有利于产后血糖的控制，这种影响可以持续到宝宝断奶以后。母乳喂养会增加基础代谢，增加脂肪的消耗，促进糖妈变瘦，降低体重，而体重的降低可有效改善胰岛素抵抗，进一步降低糖尿病风险。

小贴示

（1）母乳喂养会降低血糖，所以糖妈要警惕低血糖的发生。在每次哺乳之前和哺乳期间可以适当加餐或吃一些小点心。

（2）进行胰岛素治疗的糖妈应定期去医院复诊，在医生的指导下，调整胰岛素的使用量。

（3）孕前已诊断为2型糖尿病的产妇在哺乳期间可以重新开始或继续服用二甲双胍和/或格列本脲。其他口服降糖药则需要避免使用。

（4）糖妈应当在产后6周以及每年进行血糖筛查。

第十四节　读懂宝宝需求

糖妈的宝宝出生后发生低血糖的风险比较高。因此，为了预防宝宝低血糖，需要尽早开始喂养。但是，宝宝的奶量是多少，多久吃一次，如何判断宝宝吃到了、吃饱了，这些对新手妈妈来说，都是需要解决的棘手问题。

如何判断宝宝饿了

当宝宝想吃奶的时候，会张开嘴巴，舔舔自己的嘴唇，头转来转去。如果周围的东西不小心碰到了宝宝的嘴角或者脸颊，宝宝会以为是妈妈的乳头来了，便会立刻转过脸去寻找。如果这时妈妈没有注意到，宝宝就会有些不高兴，开始不停地动来动去，嘴里还不断发出哼哼唧唧的声音，呼吸也会变得急促。如果这时妈妈还没察觉到，宝宝会立刻“翻脸不认人”，号啕大哭。

不过，妈妈们还需要好好判断，宝宝哭并不一定就是饿了。哭，是一种情绪的表达，“想要吃”只是哭的一种情况。宝宝哭还有可能是热了、尿了或不舒服。

妈妈们可以学习读懂宝宝饿了的信号，及时按需给予喂养，不要等到宝宝饿急了、大哭的时候再给宝宝喂养，以免宝宝吃得过急，发生呛奶。

宝宝需要吃多少呢

刚出生的宝宝胃容量很小，出生第1天食量只有5～7 mL，像一颗樱桃大小；出生第3天食量为22～27 mL，像核桃大小；出生第5～7天才有乒乓球大小；到接近满月时，每次吃奶量会达到60～90 mL。

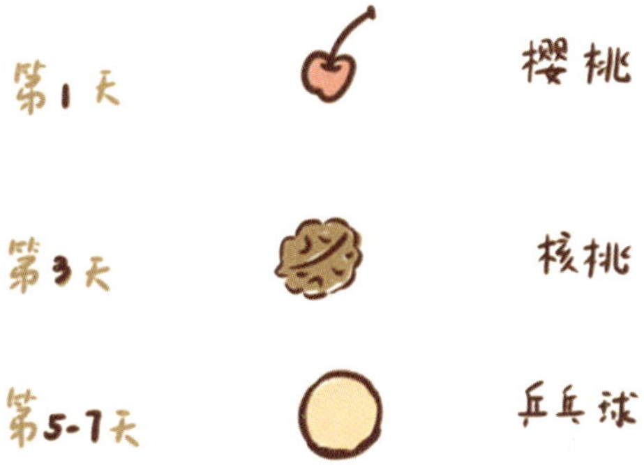

新宝宝每天喂奶的次数要达到8～12次，每次间隔2～3 h。在出生的前两天，由于初乳比较黏稠，宝宝吸吮时可能听不到吞咽的声音。但是，不要因为听不见吞咽声便觉得妈妈没有母乳，就不喂奶了，这样会导致宝宝摄入不足。尤其是夜间，宝宝也需要每2～3 h喂养，最长不要超过5 h。

如何判断宝宝吃饱了

（1）看动作

妈妈们可以通过观察宝宝的表情和反应来判断宝宝是否吃饱了。当宝宝吃饱时，会自己吐掉乳头或停止吃奶，开心地笑，或者香甜地睡去。如果宝宝没吃饱，可能出现难以控制的烦躁、哭闹，把自己的手放在嘴里吃，而且会把头转向母亲的胸口寻找乳房，或睡了一会又醒来哭闹，表示没有吃饱，此时应再予喂哺。

（2）看体重

宝宝出生后会出现生理性体重下降，一般不会超过出生体重的7%，出生后7～10 d恢复至出生的重量，之后每周体重增长125～150 g或一个月增长700～800 g。如果能够达到以上增长量，就表示宝宝的体重增加良好，母乳量充足，能够满足宝宝的营养需求。

（3）看便便

宝宝出生后的前两三天，大便是墨绿色黏稠的胎便，24 h内至少排便1次，之后逐渐排完。出生3～4 d后，宝宝的大便量会逐渐增加，每天至少2～3次较多量的黄色或黄绿色大便。母乳喂养的宝宝大便是黄色软便，每天有2～4次大便，说明奶量充足，宝宝吃饱了。若母乳喂养的宝宝大便量少，并且呈绿色泡沫样，则可能是妈妈的奶量不够。

（4）看尿量

宝宝出生后前1～2 d一般只有1～2次小便，出生4～5 d后，24 h内至少有6次小便。若尿布沉沉的，小便浅黄清亮，说明宝宝已经吃饱。如果24 h内的小便次数不足5次，或者尿布上有橘色或淡粉色结晶，就说明宝宝摄入水分过少，也就是说没有吃饱，应该加强喂养。

（5）看乳房

如果妈妈乳房胀满，用手按压乳房时可以流出乳汁，说明奶量充足。在哺乳后，如果乳房由饱满变为松软，饱胀感消失，说明宝宝吸奶较多，是吃饱了的表现。若喂养后乳房还硬硬的，说明乳汁没被充分吸吮，宝宝没有完全吃到。

母乳是宝宝最理想、最安全的天然食物，妈妈们每天要保持好心情，勤吸吮，乳汁就会多起来，宝宝自然就会吃饱啦！

第十五节　哺乳期会遇到的挑战

对于每一位新手妈妈来说，母乳喂养都很不容易，而GDM更是带来了一些挑战。

糖妈的宝宝会有低血糖风险吗

糖妈的宝宝出生后，最初几天较容易发生低血糖，因此在宝宝出生后应尽早让其吸吮，尽早开奶。注意看宝宝有没有反应差、出汗多的表现。如果有，糖妈要警惕有可能是发生了低血糖，要立即监测血糖，及时喂养，必要时可以先混合喂养，添加配方奶，纠正低血糖。因此，糖妈产后及时开奶进行母乳喂养十分重要。

产后下奶晚、奶水少怎么办

孕期糖代谢异常不利于产后泌乳正常启动，也进一步影响了早期泌乳量和泌乳速度。宝宝吸吮时间短、次数少、对乳房的刺激减弱，还有饮食不适当、产后心情不佳等都可能导致奶水不够。妈妈们要保持良好的情绪状态，增加宝宝吸吮的时间和次数，或使用吸奶器，2～3 h双侧挤奶1次，每次时间20～30 min，促进乳汁分泌；饮食在控糖的基础上可以选择富含蛋白质、纤维素和维生素的食物；此外，乳房按摩也有促进乳汁分泌的效果。

糖妈是不是更容易发生乳腺炎

糖妈易感染，可能发生乳腺炎、白色念珠菌过度生长等。早期频繁、正确哺乳是预防乳腺炎的关键。急性乳腺炎应选择冷敷，使局部皮肤降温，抑制炎症扩散，并及时就医，控制感染。

母乳喂养对糖妈的血糖有影响吗

糖妈在哺乳期可能会面临血糖波动的挑战。哺乳时，糖妈的体内需要更多的能量，而这可能导致血糖水平波动较大。为防止哺乳导致母亲的低血糖，可以在哺乳时进食少量点心。合理安排进食时间，避免长时间空腹。增加水分摄入，保持良好的水分平衡。如血糖控制不佳，则应在医生的建议下合理使用胰岛素或其他药物。

糖妈在母乳喂养期间还可能会承受情绪和压力的刺激。哺乳期间，糖妈可能会面临睡眠不足、情绪波动等问题，而这些因素都可能影响血糖水平。糖妈要学会寻找适当的时间进行休息，合理规划作息时间，与家人分享育儿任务，互相支持，减轻妈妈的压力。如果情绪波动较大，及时寻求专业心理支持。

第十六节　哺乳期乳房护理要点

母乳对于宝宝的好处多多，但哺喂母乳的过程对大多数新妈妈来说是一种挑战。本节将介绍关于哺乳期乳房护理的要点，让新妈妈的哺乳之途不再荆棘密布。

哺乳期间穿衣需要注意什么

由于乳汁分泌的原因，哺乳期的妈妈胸部要比产前更加丰满，为了更好地保护乳房，不让乳房受到压迫，并且保持乳汁分泌充足，建议妈妈们在哺乳期间穿哺乳文胸，并根据乳房的尺寸及重量的增加变换尺寸。这样不仅方便哺乳，还有利于乳房得到有效支撑。

乳头凹陷或者乳头扁平该怎么办

如有乳头凹陷、扁平的情况，在喂奶前，妈妈可以通过牵拉乳头，刺激泌乳反射，帮助乳头突起。哺乳时，注意含接姿势是否准确，宝宝是否将乳头和大部分乳晕含住。也可使用辅助装置如乳头矫正器、乳盾等，帮助宝宝更好地含乳，这样也能帮助妈妈建立哺乳的信心。

哺乳期发生乳头疼痛与皲裂怎么办

乳头皲裂是哺乳期常见症状之一，大多是婴儿含接不正确或产妇过度在乳头上使用肥皂、酒精等刺激物导致，只要处理得当，并无大碍。因此，妈妈只需要对症处理，不用太担心。

对于乳头皲裂，妈妈需要调整正确哺乳姿势，保证宝宝含住乳头和大部分的乳晕组织，可以先喂不痛的一侧；喂奶次数可以多一点，时间短一点；喂奶后用乳汁涂抹乳头周围，也可以使用羊脂膏保护乳头。切记不要用肥皂、酒精等刺激性物品过度清洁乳头。哺乳后不要硬拉出乳头，先等宝宝停止吸吮，轻压宝宝下颚松开乳头。如乳头扁平、凹陷或者有皲裂的现象，哺乳时可选用乳头保护罩。

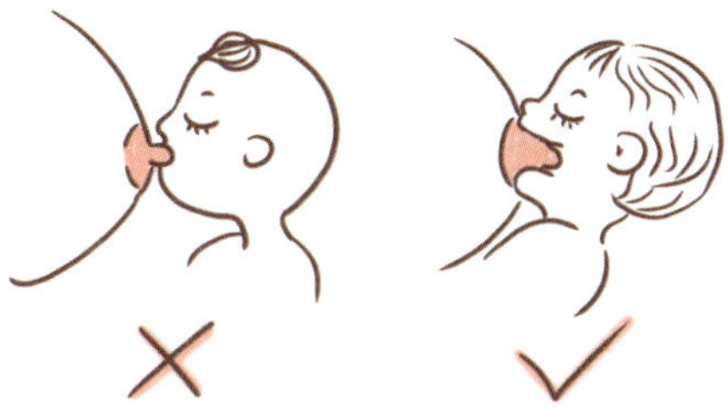

使用吸乳器导致疼痛怎么办

① 选择合适的吸乳喇叭罩，调至最舒适的压力，注意压力不是越大越好，避免吸乳时间过长。

② 配合手挤乳的方式帮助乳汁排出。

③ 若疼痛较明显，可以考虑减少或暂停使用吸乳器。

哺乳期发生乳腺炎怎么办

发生乳腺炎时会觉得乳房疼痛，伴有乳房红肿、硬结，出现寒战、发热等症状。症状比较轻的妈妈首先要保证充分休息，保持心情放松，继续母乳喂养，有效排空乳汁，摄取足够水分。

如果出现以下症状，请及时到乳腺科就诊，按照医生建议治疗。

① 乳汁淤积经过 8 ~ 24 h 处理局部症状未见好转。

② 持续发热≥38.5℃。

③ 出现乳房红肿、灼热和肿胀或较之前明显加剧。

④ 乳汁内出现脓液或者血液。

第十七节　母乳喂养正确姿势

合适、正确的哺乳姿势能让宝宝舒适进食，同时避免新妈妈产生肩胛和脊柱疼痛。本节教大家正确的哺乳姿势。

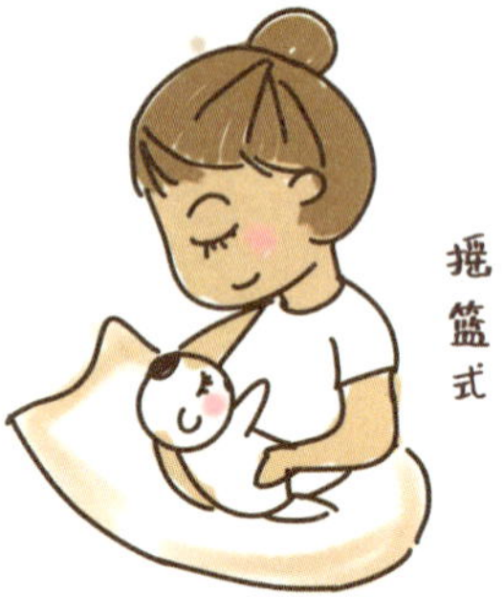

哺乳姿势有很多种，没有优劣之分，适合妈妈和宝宝的就是最好的。经常用的哺乳姿势有摇篮式、交叉式、橄榄球式、侧躺式和半躺式。

（1）摇篮式：妈妈把宝宝抱在手臂中，宝宝头部枕于妈妈前臂，妈妈抱住宝宝的腿或屁股，宝宝较低侧的手臂收拢置于妈妈腹部侧。摇篮式是传统的母乳喂养姿势，对妈妈和宝宝的情感交流很有益，但分娩后最初几天采用这个姿势可能会有些困难。妈妈可以从交叉式转变为摇篮式。

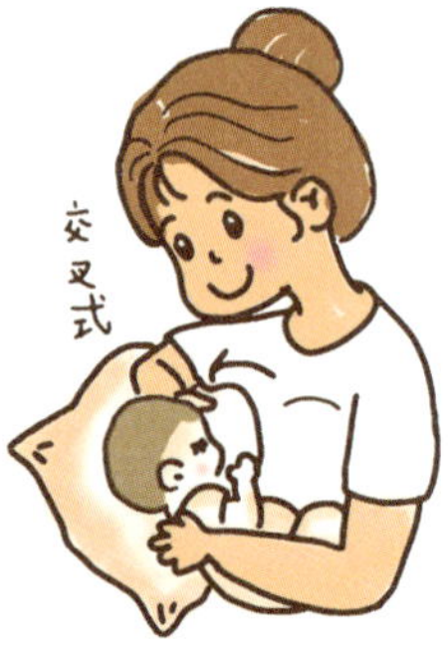

（2）交叉式：这是大多数妈妈都喜欢的姿势，因为这种姿势能够让妈妈更清楚地看到宝宝吃奶的情况，特别适用于早产或者吃奶有困难的宝宝，也是在公共场合最方便的哺乳方式。交叉式是用对侧的手臂托住宝宝的身体，同侧手托起乳房。

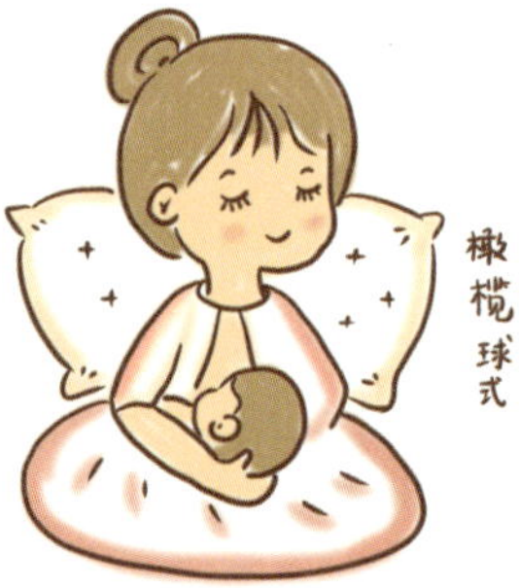

（3）橄榄球式：沿着妈妈的一侧，把宝宝置于靠垫上，妈妈同侧手掌托住宝宝的颈部和肩部，宝宝的背部置于妈妈的前臂；妈妈用另一只手托起乳房。

交叉式和橄榄球式哺乳姿势适用于剖宫产、产后起坐有困难、乳房过大、扁平乳头的妈妈或个头较小、发育不成熟、昏昏欲睡的宝宝。

（4）侧躺式：妈妈取舒适的侧卧位，在背后

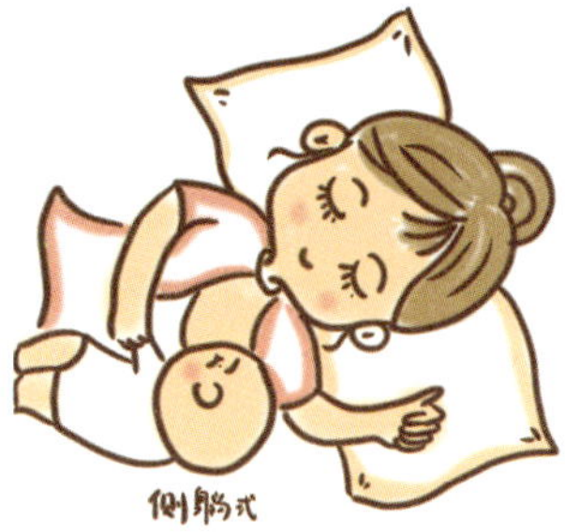

放置靠垫作支撑，并在两腿之间放置靠垫，膝盖处弯曲，妈妈的下侧手臂放在头部，把宝宝放在妈妈侧面，面对妈妈。宝宝的鼻子处于乳头水平的位置，宝宝背后置一个卷起的毯子作为支撑，并将宝宝移向妈妈。侧躺式适用于医疗原因或为保持舒适而不能垂直坐起的妈妈，有助于妈妈休息，对于嗜睡、躁动的宝宝也有很好的效果。

（5）半躺式：妈妈半躺位，宝宝俯卧在妈妈腹部，靠重力贴合，含接乳房，妈妈用手臂护住宝宝背部。半躺式时，母婴都很放松，妈妈便于休息，可以维持较长哺乳时间。

不论妈妈采用哪种哺乳姿势，只要妈妈和宝宝都觉得舒适，并且宝宝能吃到奶，就是最好的姿势。

第十八节　如何拥有充足的乳汁？

乳汁的产生过程，是吸吮—反射—分泌激素—泌乳—吸吮反复的过程。因此，想要拥有充足的乳汁，产后需要做到早接触、早吸吮。

生产之后奶很少也要让宝宝吸吗

是的，宝宝吸吮时，会刺激妈妈的脑垂体分泌催乳素和催产素，促进乳汁产生。如果能在分娩后1h内将婴儿放在妈妈胸前喂奶，将有助于建立良好的母乳喂养模式，这时婴儿反应机敏，精力十足；1 h后婴儿可能开始打瞌睡。因此，若能尽早开始喂奶，将大大提高母乳喂养的成功率。

宝宝需频繁吸吮，到底什么频率才算频繁呢

母乳喂养的新生儿通常每24 h吃奶8～12次，有的甚至更多。值得注意的是，宝宝吃奶的时间并非平均分配，而是有的时间段吃奶间隔时间长，有

的时间段则吃奶很频繁。糖妈可以根据宝宝的提示进行哺乳，每次尽量两侧乳房都进行哺乳。

多吸还有什么好处

每次开始喂奶的时候，宝宝先喝到的是前奶，前奶脂肪含量低，所以质地稀薄，看起来像脱脂牛奶。宝宝继续吸吮5~10 min后，可能改为更舒缓的吸吮方式，会吃到后奶。后奶脂肪含量更高，蛋白质含量也会略微升高。后奶能让宝宝体重增加，并且让宝宝产生饱腹感，一般这种后奶更稠，称作“成长奶”。宝宝吃奶吃得越久，摄入的脂肪和热量越多。

还有哪些措施可以帮助建立泌乳

与宝宝进行更多的皮肤接触，如触摸、拥抱和亲吻，有助于泌乳素和催产素分泌，提高泌乳量。另外，要建立母乳喂养信心，保持愉悦的心情，拥有良好的休息，得到家人的支持，这都对母乳喂养有一定的帮助。

第十九节　乳头混淆怎么办?

母乳亲喂（简称亲喂）和奶瓶喂养（简称瓶喂）都是常用的喂养方式。乳头混淆也称吸吮混淆，是指婴儿在接受某种特定喂养模式后，对此种喂养方式产生偏好，从而抗拒其他类型的喂养，比如，习惯奶瓶喂养的宝宝拒绝吃妈妈乳头。

为什么会发生乳头混淆

亲喂时，宝宝在吸奶时需要张大嘴巴，含住乳晕，协调舌头和下巴的移动，这种吸吮动作只有在母乳亲喂时才独有。当宝宝含住乳房时，会张大嘴吸吮乳头和乳晕组织，拉长到口腔深处。宝宝的舌头裹住乳房组织，顶住口腔的上颚，同时在乳头和乳晕下方形成凹槽。牙龈对乳晕下部施压，而舌头从前往后以波浪状运动有节奏地给乳房“挤奶”，通过乳晕和乳头抽取乳汁。

瓶喂时，宝宝的吸吮完全不同。由于重力，乳汁从奶瓶里流出来会很容易，能够轻易吸出奶液，宝宝更省力。习惯奶瓶喂养后，宝宝对亲喂就会抗拒，虽然有强烈的觅食反射，但触及到母亲乳头时却会躲避拒绝，甚至表现出烦躁不安、哭闹、拒乳、含乳困难等，或者有些宝宝表现为只张嘴不含乳，被动等待乳汁流入的现象。

总的来说，亲喂和瓶喂的吸吮方式不同，流速也不同，吃的量也不同。

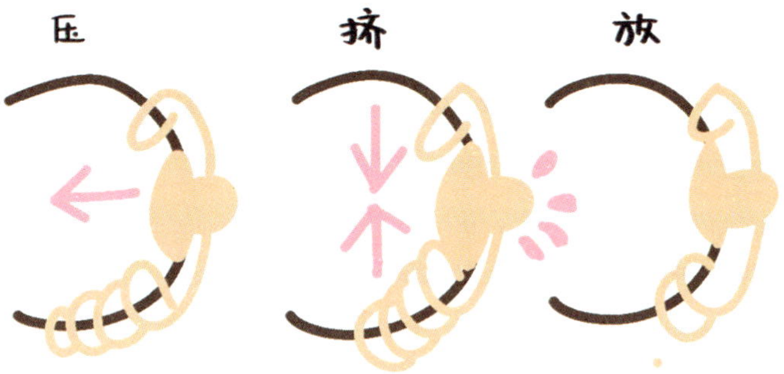

发生乳头混淆时该怎么办

（1）皮肤接触：早期宝宝的触觉特别敏感，皮肤接触可以增加妈妈和宝宝之间的感情，让宝宝熟悉妈妈身上的味道，使其容易接受妈妈的乳房、乳头，重新回到亲喂。

（2）亲自照顾宝宝，宝宝情绪稳定时哺乳：可以每隔2 h左右主动给宝宝哺乳，这样宝宝会有耐心吸吮。避免等他饿哭了再去喂奶，这个时候宝宝心情已经很差，很难再高难度地吸吮母乳。或者先瓶喂一部分，再尝试母乳亲喂，每天进步一点点。

（3）亲喂姿势：哺乳时可采取坐位，使乳房下垂，易于含接。在乳头上挤出少许乳汁可增加婴儿味觉和食欲刺激。乳房若过度充盈，可湿热敷几分钟，挤出部分乳汁，使乳晕变软，便于宝宝含接。

（4）手挤奶：在亲喂之前，妈妈可以提拉乳头，挤压乳晕，刺激奶阵，提升出乳速度，减轻宝宝的负担，让宝宝感觉亲喂也不是那么费力。

（5）正确瓶喂：①选择更接近妈妈乳头形状的奶嘴，降低乳头混淆的概率。②采用正确的抱姿瓶喂宝宝，宝宝需要以接近直立的姿势抱在妈妈怀中。避免高举奶瓶，也不要把瓶底越竖越高，以免奶过快地流入宝宝口中。握瓶时应当使奶瓶接近水平状态且瓶底稍向起抬，保证宝宝喝奶时不会吸入空气。③正确的瓶喂节奏是喂—停—喂—停，千万不要让宝宝一口气吃完一瓶奶。

（6）耐心：家人和妈妈需站在同一战线，避免因为宝宝哭闹而产生意见分歧。纠正乳头混淆不是一次就能成功的，需要反复多次的磨合，才能使宝宝重新适应一种新方式。

总之，目标要坚定，态度要温柔，方式要多种。这会是一场持久战，需要宝妈、宝爸以及全家人共同努力。

如果宝宝习惯了亲喂，等妈妈重返职场后如何过渡到瓶喂

宝妈在返回职场前的一个月，可以每天尝试一次瓶喂，但仍以亲喂为主，目的是让宝宝提前适应。还可以提前半个月每天与宝宝沟通，告诉宝宝，“妈妈要上班，白天不能亲喂宝宝了，不过妈妈会一直爱你，等妈妈下班你就可以吃到母乳了”。

第二十节　糖尿病会遗传给宝宝吗？

很多糖妈都会担心糖尿病会不会遗传给宝宝，犹豫要不要母乳喂养，希望大家在本节能够找到答案。

母乳喂养会不会遗传糖尿病

糖尿病是由遗传因素和环境触发因素共同作用的，的确可能会遗传给宝宝，但不是通过母乳，而是基因遗传。因此，糖妈可以放心地进行母乳喂养。

而且，母乳喂养不但不会伤害宝宝，还对宝宝有保护性作用，可以维持其血糖稳定，防止发生低血糖，降低宝宝成年后患糖尿病的风险。糖妈应尽量采用母乳喂养，因为过早地添加配方奶，也是糖妈的宝宝患糖尿病的环境触发因素之一。母乳中含有丰富的营养物质、免疫因子和生长因子，对宝宝的生长发育和免疫力都有很好的促进作用。因此，建议糖妈坚持母乳喂养宝宝满6个月，添加辅食后继续母乳喂养2年及以上，促进宝宝健康发育，降低宝宝患糖尿病的风险。

因此，各位糖妈不用担心糖尿病会通过母乳喂养遗传给宝宝，可以放心地进行母乳喂养。

第二十一节　常见降糖药物对母乳喂养的影响

糖尿病药物会不会影响母乳喂养呢？很多糖妈都会有这样的担心，让我们一起来一探究竟吧！

糖尿病是一种以糖类代谢异常为特征的疾病，患者需要进行有效的血糖管理以避免长期并发症的发生。大部分糖妈在产后血糖恢复正常，无须用药，还有一些仍需使用药物来维持血糖的正常水平。

糖尿病用药会影响母乳喂养吗

目前，糖妈常用的降糖药物有胰岛素类和二甲双胍类。

在哺乳期间，胰岛素降糖是安全且推荐的。首先，胰岛素属于分子肽链，不易进入乳汁；其次，胰岛素通过母乳进入宝宝胃肠道后也会在消化道中被水解破坏，不被吸收，不影响乳汁质量，而且婴儿的消化酶还可以使胰岛素失活，因而使用胰岛素的糖妈可以放心进行母乳喂养。需要注意的是，使用胰岛素治疗时，母乳喂养的糖妈会有发生低血糖的风险。因此，可以在每次哺乳前和哺乳期间吃一些小零食，避免发生低血糖。

口服降糖药物二甲双胍类可经过乳汁排泄，但在乳汁中的含量极少，无临床意义，也不影响婴儿的血糖水平，对产妇及新生儿的健康及安全无影响。因此，糖妈们可以在服药期间的任何时间哺乳。对于糖代谢异常程度轻、胰岛素抵抗重、超重或肥胖的2型糖尿病妈妈，母乳喂养期间用二甲双胍总体是安全的。

其他类型的降糖药物包括新型降糖药，以及用于治疗糖尿病并发症的药物，应与医生或药师沟通后，权衡利弊作出决定。

对大部分糖妈来说，只要选对药物，都不会影响母乳喂养。相反，母乳喂养还会降低宝宝成年后糖尿病的发生率，增强抵抗力，对宝宝的健康和妈妈的产后恢复都有益。因此，不用担心，放心喂养吧！

第二十二节　母婴分离产妇如何保持泌乳？

有时因疾病住院等，宝宝需要在一段时间内与妈妈分离，这对于母乳喂养的糖妈来说无疑是一次巨大的考验。但不要担心，即便分离，糖妈仍然可以采取一些措施来保持良好的泌乳状态。

宝宝住院不在妈妈身边怎么办

建立规律的泌乳时间表：尽管宝宝不在身边，但建立规律的泌乳时间表仍然很重要。每2～3 h进行一次手挤奶，模仿宝宝的吸吮频率，这样才能建立良好的泌乳。

触摸和皮肤接触：经常触摸乳房，进行轻柔的按摩，同时增加与乳房的皮肤接触，有助于刺激泌乳激素分泌和激活泌乳反射。

合理的饮食：保持均衡的饮食，确保摄入足够的营养成分，特别是蛋白质、维生素和矿物质。喝足够的水对于维持泌乳状态很重要。保持良好的水分平衡可以促使乳腺细胞正常工作。

心理放松：紧张和焦虑可能抑制泌乳激素的分泌，因此保持心理上的放松和积极的态度非常重要。

手挤奶的正确方法

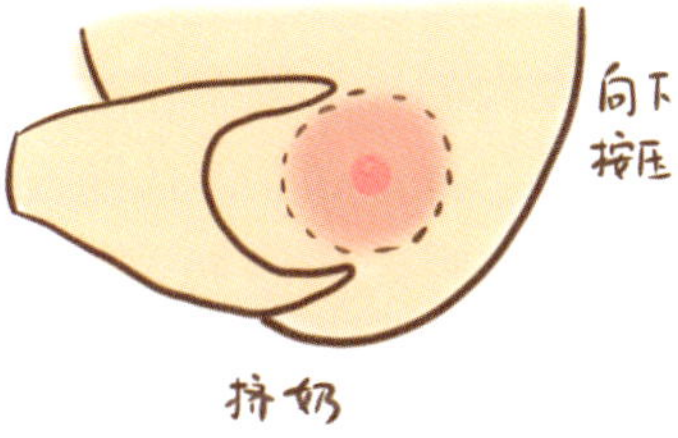

手挤奶是收集乳汁常见而有效的方式，正确实施手挤奶的建议包括：在手挤奶时，选择一个安静、放松的环境，让自己感到舒适，这有助于激发泌乳激素的分泌。在挤奶前将手洗干净，使用清洁毛巾擦拭乳头和乳房。找到舒适的姿势：坐在舒适的椅子上，保持身体放松，使得乳腺通道更畅通。使用温暖毛巾短暂湿热敷乳房或在热水澡后挤奶，在挤奶前从乳房上部向下轻轻按摩，有助于刺激乳腺泌乳。

使用拇指和食指组成C形，轻轻地按压乳晕上方的区域，以促使乳汁流出。到乳汁流速下降时，更换挤奶位置，使整个乳房的乳腺组织都被按压到。不要用力过猛，以免引起不适或受伤。交替挤奶，先挤一个乳房，然后挤另一个，以模仿宝宝的吸吮习惯。刚开始妈妈可能需要一些时间学习掌握手挤奶的技巧，保持耐心，逐渐找到适合自己的方式。将挤出的乳汁储存在干净的容器中，标记日期和时间，确保储存条件卫生。有时使用吸奶器也是一种有效的方式，它可以更有效地模拟宝宝的吸吮动作。

母婴分离时保持泌乳确实是一项挑战，但通过合理的方法和坚持不懈的努力，大多数妈妈仍然能够保持较好的泌乳状态。如果在此过程中遇到问题，建议及时咨询专业的产后护理人员或医生，以获取更详细的指导和帮助。

第二十三节　如何应对涨奶?

生理性涨奶是指产妇在产后2～3 d，由于激素的变化，乳房开始投入到全面生产乳汁的模式，随着乳房血管的充盈，乳房开始大量泌乳，并产生肿胀的现象。有的妈妈会感觉乳房十分充盈、肿胀，双乳紧绷发亮，甚至还会出现红肿、疼痛、发硬、乳房局部发热等症状。

出现涨奶我该怎么办

出现涨奶时，宝宝会因为乳房肿胀、变硬而出现含接、吸吮困难，这时我们要做的是让乳晕区域变得更柔软，便于宝宝衔乳，促进乳汁排出，缓解肿痛感。具体有下面几种方法。

（1）喂奶前短暂湿热敷：在喂奶前先用热毛巾热敷3~5 min来刺激泌乳反射，促进乳汁流出。

（2）反向按压软化乳房：乳房非常大或者非常肿胀的妈妈，可以在乳晕处进行反向压力按摩，让乳晕周围变得松软，有助于宝宝含接。

（3）手挤奶或吸奶器吸奶：用手挤奶或吸奶器吸奶的方式，挤（吸）出少量乳汁，令乳晕松软一些，让宝宝容易含住大部分的乳晕，有助其正确吸吮。因为疾病等原因无法哺乳的妈妈也要按时用吸奶器将乳汁吸空。

（4）冷敷缓解疼痛：在喂完奶后冷敷乳房，有止痛和消肿的功效。冷敷时可以使用冷毛巾，也可选用卷心菜、土豆片；注意避开乳头和乳晕。

（5）找专业人士疏通乳腺：若乳房胀硬，宝宝吸不出来或者宝宝不在身边，使用吸奶器也无效，则需要找专业人员进行乳腺疏通，以排出淤积的乳汁，避免发生乳腺炎。

怎样可以预防涨奶呢

首先，产后要尽早哺乳。频繁而有效的哺乳是预防涨奶最好的方法。产后与宝宝24 h在一起，每天哺乳8~12次，保持乳腺畅通和乳汁的分泌。

其次，要保持正确的含乳和哺乳姿势，让宝宝嘴巴含住乳头及大部分的乳晕，有效吸吮乳房。建议妈妈尝试多种哺乳姿势。

最后，还要避免过早喝下奶汤催乳，在乳腺尚未畅通的情况下，过早地喝下奶汤不仅不利于下奶，而且会引起乳腺管堵塞。产后早期应清淡饮食，营养均衡，少进食油腻食物。

小贴示

① 如果反复尝试，乳房肿胀仍无法缓解，应寻求哺乳指导或专业医护人员的帮助。

② 产后乳晕水肿，软化乳房时按揉要轻柔，避免乳腺组织受损。

第二十四节　吸奶器的选择和使用

吸奶器是哺乳期常用的工具，也是糖妈返回职场后的好帮手。

我要从哪些方面考虑来选择适合我的吸奶器呢

（1）喇叭罩。喇叭罩是吸奶器非常重要的部件，也与吸奶量和吸奶的舒适度息息相关。合适的喇叭罩可以使吸奶时乳头位于喇叭罩中心，并且在喇叭罩的管道中自由移动；乳晕组织在喇叭罩的管道中只有很少或没有；乳头不会疼痛、不会变白，没有摩擦管壁两侧。

（2）动力方式。

手动吸奶器的优点是体积小，携带方便，不需要电源，去哪里都可以使用，价格便宜；缺点是费力，适合偶尔使用或经常外出无法获取电源的妈妈。

电动吸奶器的优点是省力，缺点是必须有电源，价格稍贵。好的电动吸奶器可模拟宝宝吸吮的频率和力度，故建议母婴分离时间长，又需要频繁吸出乳汁或返回职场的妈妈选用。

（3）清洗难度：吸奶器的清洁难度也是需要考虑的部分。如果很难拆卸清洁，也会让人感到头疼。因此，需要挑选接触皮肤和乳汁部位的配件易拆卸且易清洗的吸奶器。

使用吸奶器时要注意什么呢

安装好消毒后的吸奶器，检查各部位连接是否正确；将吸奶器的喇叭口罩在乳头周围的皮肤上，防止空气进入，建立密闭空间便于产生负压，然后就可以开始吸奶了。

（1）注意模式的切换：部分仿生学电动吸奶器会设置刺激模式和吸奶模式，刺激模式用于刺激奶阵，吸奶模式用来将大量的乳汁吸出。如果奶阵提前到来，刺激模式需要手动切换到吸奶模式将乳汁吸出；如果吸奶器已经自动切换，而奶阵尚未到来，则需要维持在刺激模式下继续刺激奶阵。

（2）使用合适的吸力：舒适的吸力是保证乳汁流出的重要因素。吸力过大并不能吸出更多的乳汁，反而容易损伤乳腺组织。当按下吸力增加键到达某一档位，妈妈感到乳头不适时，再降低一个档位，这就是最大舒适吸力。最大舒适吸力能够帮助妈妈在舒适的基础上更高效地吸奶。

（3）合理的吸奶时长：吸奶时长与吸奶量没有直接联系，时间更长并不能吸出更多的乳汁，时间过久反而会导致乳腺损伤。通常建议双边吸奶时长在 15 ~ 20 min 为宜。如果在这个时间段内没有吸出理想的奶量，可以休息一下，过一会再吸，也就是增加一次吸奶次数。避免长时间在机器的牵拉下损伤乳腺组织。

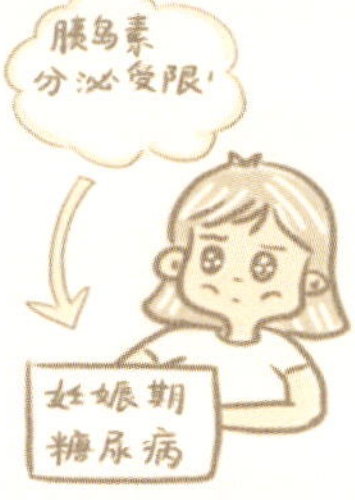

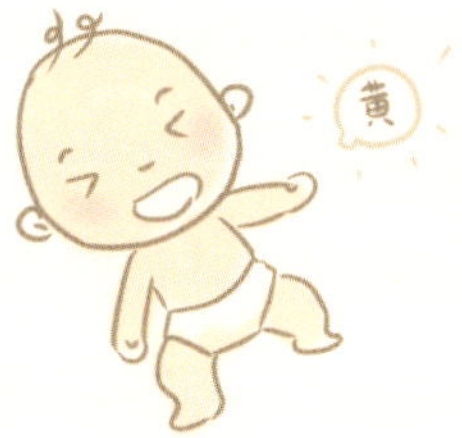

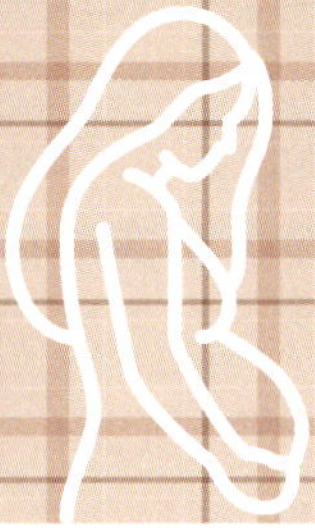

新生儿篇

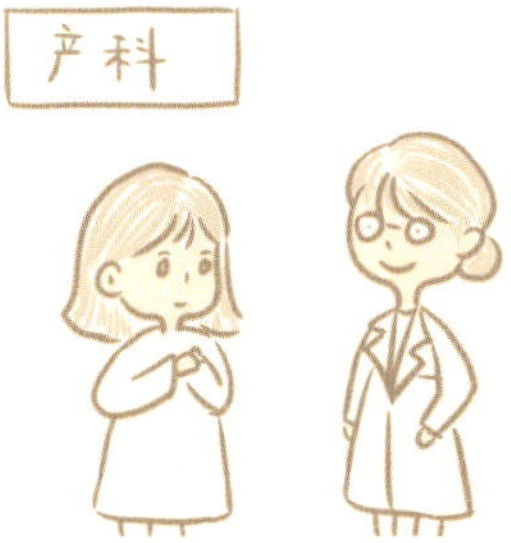

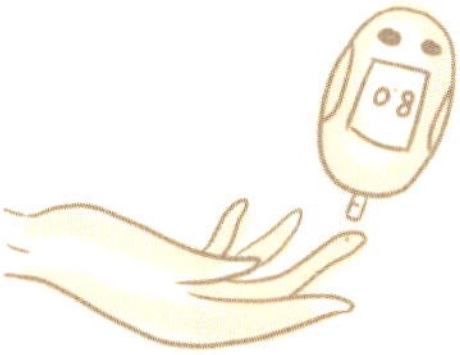

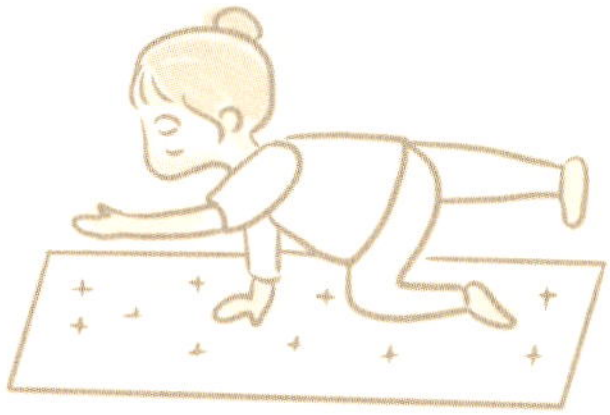

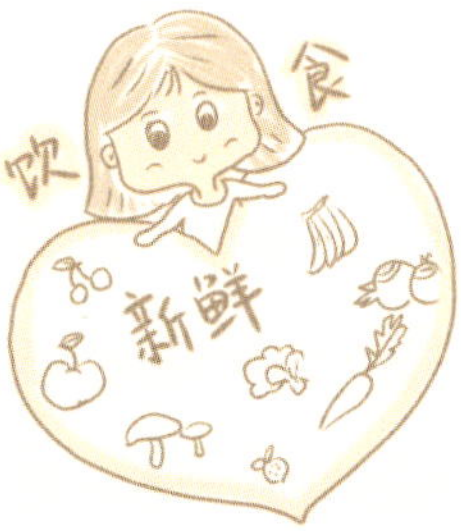

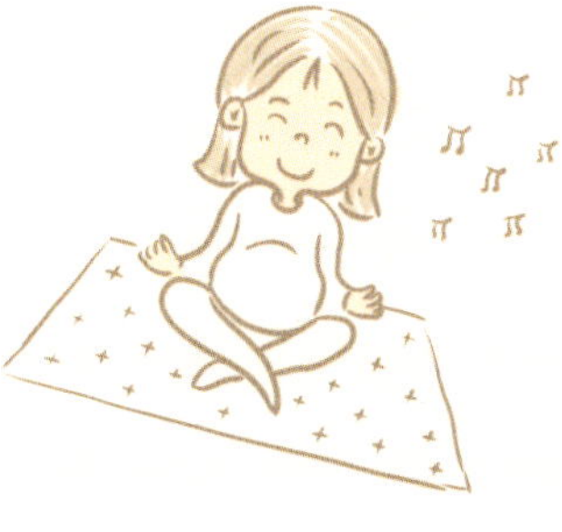

第一节 GDM对宝宝的影响及预防措施

如果胎儿在子宫内长期处于高血糖环境，会造成胎儿过大、出生时产伤、出生后新生儿低血糖的风险增加等影响，这些异常情况的危险程度与母亲血糖水平是成正比的。

GDM会对新生儿有哪些危害

新生儿低血糖：15%～25%糖妈的宝宝在产后早期会发生低血糖。如果整个孕期血糖控制良好或者在分娩过程中血糖维持正常，新生儿发生低血糖的概率会下降。

其他危害：高血糖会刺激红细胞生成增多，进而容易出现高胆红素血症。当糖妈血糖控制不良时，还有可能影响新生儿心肌发育，导致心肌肥大。抑制肺发育，使新生儿出生时呼吸困难。儿童及成年期肥胖发生率增高，严重者出现生理缺陷的情况。

如何预防

母亲患有GDM，婴儿出生后为降低风险，要注意以下几点。

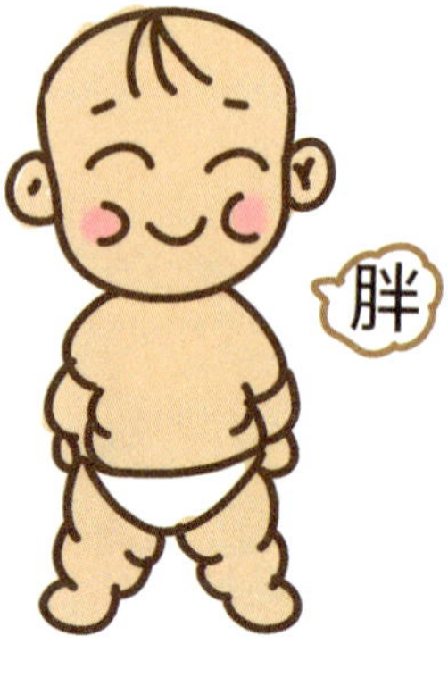

（1）糖妈在孕期要遵守产科医生的建议，严格控制血糖和体重，降低巨大儿等不良事件的风险。

（2）对妊娠期糖尿病的新生儿来说，最常见的问题是低血糖，新生儿低血糖通常发生在产后1～3 h，此时由于脐带结扎，来自妈妈的葡萄糖供应中断，而宝宝循环中胰岛素仍处于高水平，因此在出生后最初的几小时要密切监测新生儿血糖，一般会在婴儿室监护进行。本篇第二节将详细介绍。

（3）母乳喂养。如果糖妈的新生儿出生时没有异常且血糖良好，可送回妈妈身边，尽早进行母乳喂养，有助于稳定宝宝血糖和促进宝宝恢复。当然，宝宝仍需要严密观察。

第二节　新生儿低血糖的表现及血糖监测方法

新生儿脐带结扎后中断了母源性的葡萄糖供给，需要及时建立喂养维持正常血糖，尤其是当母亲患有GDM时，需要尽早喂养，预防低血糖的发生。

什么是新生儿低血糖

新生儿低血糖是指新生儿血清葡萄糖浓度小于2.2 mmol/L。糖妈的宝宝出生后，通常会送到新生儿科进行观察和监测血糖，来判断是否发生新生儿低血糖。

医护人员会对宝宝进行全面的评估和体检。检查的内容主要包括宝宝的心率、哭声、肤色、呼吸、肌张力、全身皮肤情况、口腔、手指脚趾、脐带等。

怎么判断宝宝是否发生了低血糖

许多发生低血糖症的宝宝没有典型的症状。但是如果宝宝低血糖的时间长，会出现出汗、心动过速、虚弱、颤抖等症状。如果宝宝发生了严重的低血糖，引起了中枢神经系统症状，会出现惊厥、昏迷、发绀、呼吸暂停、心动过缓或呼吸窘迫、体温不升等。糖妈可在产后加强观察宝宝状况。

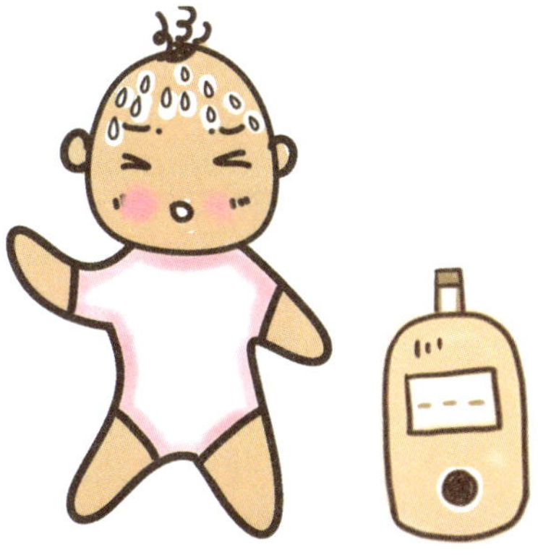

监测血糖的工具：血糖分析仪，测定血糖快速、简便。

不同医院对糖妈分娩的新生儿监测血糖的时机与标准有差异。一般来说，医院会在生后严密监测新生儿血糖水平及有无低血糖症状，加强喂养，以下列出了某三级甲等专科医院的处理标准。

妊娠糖尿病妈妈的宝宝会在生后2 h内首次接受血糖监测：

① 若血糖＜2.0 mmol/L，通常需要收入新生儿监护病房治疗。

② 若2.0 mmol/L<血糖＜2.6 mmol/L，需密切观察有无低血糖症状。喂养后监测血糖情况，连续2次血糖≥2.6 mmol/L方可母婴同室。

③ 若血糖≥2.6 mmol/L，一般情况良好，建议每2 ~3 h喂养，监测血糖直至生后24 h，无异常可停止监测。

若宝宝在新生儿室观察期间血糖正常，回到母婴同室后，妈妈也需要关注宝宝有没有低血糖症状，并且加强喂养，以免摄入能量不足导致宝宝发生低血糖。

如何预防低血糖

糖妈的宝宝容易有低血糖的风险，但是低血糖并不是不可预防的，糖妈可以做以下事情来预防宝宝低血糖。

分娩后妈妈和宝宝尽早进行母婴皮肤接触、早吸吮，母婴皮肤接触时间最好能够超过90 min。母婴皮肤接触既可以维持新生儿的体温，预防低体温发生，还可以促进实现母乳喂养，从而降低宝宝低血糖的发生。

生后早期需每天进行8 ~ 12次的母乳喂养。宝宝频繁的吸吮可以促进乳汁分泌，增加母乳喂养量。另外，推荐优先母乳喂养，因为母乳喂养不仅有升高血糖的作用，还可以刺激酮体分泌，有利于新生儿血糖的稳定。但是，当母乳不足时可为宝宝补充配方奶，以满足新生儿的生理需要量。

第三节　新生儿脐部护理小提示

脐带是连接胎儿和胎盘的通道，能够使母体与胎儿进行气体交换，为胎儿供应营养物质，排出胎儿的代谢产物。新生儿出生后脐带被结扎，此时的脐部对新生儿来说是一个开放的创面，是病原微生物入侵的门户，若处理不当，轻者可局部感染和出血，严重者可导致新生儿败血症的发生而危及生命。因此，脐部护理非常重要。

新生儿的脐带是怎么变化的

宝宝出生后，为了防止脐部出血，医护人员会使用脐夹或脐线结扎脐带，脐带残端会慢慢收干、变硬。一般在出生后2～3 d脐带残端硬结，此时去掉脐夹或脐线，脐带残端会慢慢翘起、脱落。脐带残端脱落一般需要5～15 d，或者更长时间，因脐带粗细而异。脐带脱落后，周围皮肤会慢慢回缩，与腹部皮肤齐平。

脐部护理与观察

为了防止脐部感染，让脐带顺利脱落，妈妈需要每天认真消毒来保持脐部的清洁干燥。消毒剂可以选择碘伏制剂或75%酒精。由于75%酒精容易挥发，使用时一定要妥善保存。消毒时，需要从脐窝到脐周外皮肤自内向外旋转消毒。消毒后，可轻轻转动干结的脐带，帮助脐带残端脱落。除了消毒，还需要每天检查脐部情况，观察脐轮周围有无红肿、脐部有无异常分泌物、出血及脐带脱落等情况，按以下不同情况给予相应的处理。

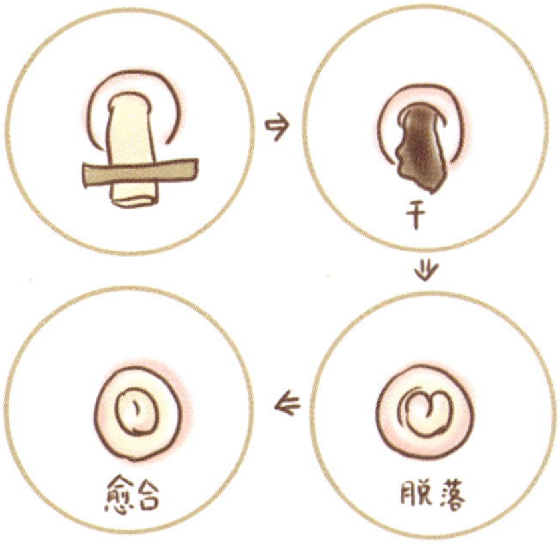

（1）脐残端脱落前：充分暴露脐窝部，用棉签蘸消毒剂轻轻擦净脐残端和脐轮；让脐带暴露，自然干燥；若脐轮有红肿、脐部有异常分泌物或渗血较多等异常状况，应及时带新生儿至医院检查。

（2）脐残端脱落后：脐带残端脱落的最初几天，仍需观察脐部有无异常分泌物、有无肉芽组织增生等异常情况，并继续消毒脐部，保持脐部清洁干燥，通常需要消毒至宝宝满月再停止。

如何观察有没有发生脐炎

认真彻底的脐部消毒，保持脐部清洁干燥，是预防脐炎的有效措施，妈妈一定要学会脐部消毒的方法和脐部的观察要点，让宝宝的脐带顺利脱落。

若新生儿出现脐炎，脐带根部会发红，或脱落后伤口不愈合，脐窝湿润、流水，这是脐带发炎的最早表现。之后，脐周围皮肤发生红肿，脐窝有浆液脓性分泌物，带臭味，脐周皮肤红肿加重，或形成局部脓肿，危重者会引起腹膜炎，并有全身中毒症状（发热、不吃奶、精神不好、烦躁不安等）。慢性脐炎时局部形成脐部肉芽肿，为一樱红色小肿物，突出，常常有脓性分泌物，经久不愈。如果出现以上脐炎症状，一定要带宝宝到儿科医院诊治，以免耽误治疗。

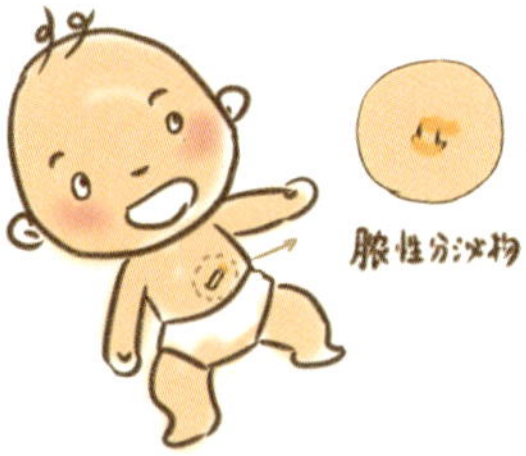

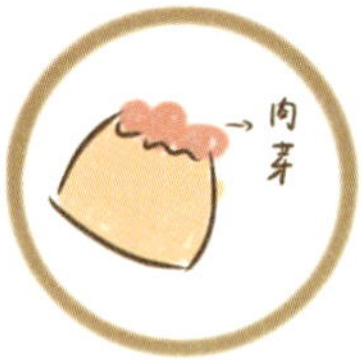

第四节　疫苗小课堂之乙肝疫苗

乙肝是一种流行性非常广泛的传染性疾病，可以通过血液接触、性接触以及母婴垂直传播。

母婴垂直传播会危害新生儿的健康。世界卫生组织建议，所有刚出生的婴儿应该普遍接种乙肝疫苗。接下来，我们就来了解一下新生儿乙肝疫苗接种方案。

乙肝疫苗应该什么时候打，怎么打

（1）若妈妈乙型肝炎表面抗原阴性，新生儿体重2 kg以上，在出生后24 h内接种乙肝疫苗；体重2 kg以下的新生儿，待体重达到2 kg后接种。乙肝疫苗接种3针，按照0、1、6的程序接种，即生后第一天（体重达到2 kg）、1个月、6个月时接种。

（2）若妈妈乙型肝炎表面抗原阳性，建议新生儿在出生后12 h内尽早接种乙肝疫苗，同时在不同部位注射乙肝免疫球蛋白。新生儿体重2 kg以上时，乙肝疫苗按照0、1、6的程序接种，之后根据乙型肝炎表面抗原和乙型肝炎表面抗体检测结果决定后续是否再接种。若新生儿体重低于2 kg，待生命体征稳定后接种第1剂乙肝疫苗，按0、1、2、7的程序共接种4剂次的乙肝疫苗，以达到更好的保护效果。

如果妈妈不知道乙型肝炎表面抗原是阴性还是阳性，或者爸爸是乙型肝炎表面抗原阳性，该怎么办呢

目前，妈妈产检一般都要做乙肝两对半的检查。若未做检查，则按照乙型肝炎表面抗原阳性给新生儿接种乙肝疫苗，特别是有乙肝家族史的妈妈。针对爸爸是乙型肝炎表面抗原阳性、妈妈阴性的情况，父婴垂直传播的概率很小，远远小于母婴垂直传播的风险，婴儿出生后应按国家规定接种乙肝疫苗直至产生抗体，必要时可以注射乙肝免疫球蛋白进行主动免疫。

第五节　疫苗小课堂之卡介苗

结核病是危害我国人民群众健康的传染病之一，处理不及时极易造成传播和流行。新生儿、婴幼儿的抵抗力较弱，一旦受到结核杆菌感染，很容易患急性、严重性结核病。怎样才能使宝宝免受结核杆菌的侵害？宝宝出生后接种卡介苗很重要，下面带糖妈了解卡介苗吧！

卡介苗是由减毒牛型结核分枝杆菌悬浮液制成的活疫苗，接种后可增强巨噬细胞活性，活化T淋巴细胞，从而增强机体总体的抵抗力。接种卡介苗的目的是让未受结核菌感染的儿童产生一次轻微的、没有临床发病危险的原发感染，使宝宝产生特异性免疫力，激发保护效应。

宝宝什么时候接种卡介苗呢

如果新生儿体重在2.5 kg以上，出生后24 h后接种卡介苗，也有地区在出生24h内接种卡介苗；如果宝宝体重在2.5 kg以下，待体重达到2.5 kg后接种。

因各种原因未能及时接种卡介苗的婴幼儿，应及时到居住所在地的卡介苗接种点接种卡介苗，补种应遵循以下原则。

① 3月龄以下婴儿可直接补种。

② 3月龄至3岁婴幼儿需先进行结核菌素（Purified Protein Derivative，PPD）试验，结果为阴性者可以补种。

③ 4岁以上（含4岁）的儿童不予补种。

接种卡介苗之后，宝宝会有什么反应吗

接种疫苗当天，宝宝出现哭闹属于正常现象，家长注意安抚宝宝。

接种卡介苗到形成卡介苗接种后瘢痕（简称卡疤）需要经历一定的过程。接种卡介苗后约2～3周，局部会呈现红色小结节，逐渐长大、软化形成脓疱或溃烂，愈合结痂，痂皮脱落后留下微红色的小瘢痕，之后红色逐渐变成肤色，整个过程为2～3个月。

接种卡介苗后，需要注意什么

日常保持接种局部的清洁干燥，宝宝可以洗澡，但是洗澡以后要把局部擦干。

穿衣服不能太紧，要保持局部宽松，防止局部被磨破。

接种卡介苗以后2～3周局部会形成小溃疡，类似脓性分泌物流出，属

于正常现象，用干棉签擦干净即可。不能挤或抓破，防止继发细菌感染。更不能用任何消毒剂如酒精、碘伏等擦拭破溃处。

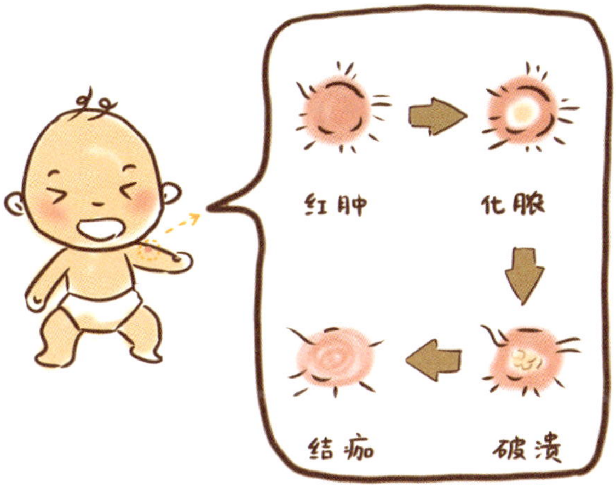

当疫苗接种部位出现脓疱或发生破溃时，无须进行处理，不要涂抹药物或使用纱布、创可贴，不要热敷以免影响疫苗接种效果。在出现白色小脓疱期间，洗澡时尽量避免水浸泡局部，也不要经常用手去触摸，应保持局部清洁。

小贴示

当出现以下情况时，应尽快到医院就诊。

① 接种部位脓肿和溃疡直径超过1 cm或者溃疡超过3个月不愈合时；

② 接种侧腋下淋巴结肿大，长期不消退或软化有脓疱时；

③ 接种后体温超过38℃或发热时间超过48 h者；

④ 过敏性休克、过敏性发绀及出现卡介苗接种异常反应，如骨髓炎和全身播散性卡介菌感染时。

第六节　新生儿黄疸观察小知识

新生儿黄疸是指新生儿时期，由于胆红素代谢异常引起血中胆红素水平升高而出现于皮肤、黏膜及巩膜黄疸为特征的病症。新生儿生理性黄疸在出生后2～3 d出现，4～6 d达到高峰，7～10 d消退。出生后24 h即出现的黄疸，2～3周仍不退，甚至继续加深加重或消退后重复出现，或出生后一周至数周内才开始出现的黄疸，均为病理性黄疸。病理性黄疸需要及时处理。如果忽视严重的黄疸，可能会导致宝宝出现长期的后遗症。本节我们来学习一下新生儿黄疸的知识吧！

如何预防严重的黄疸发生

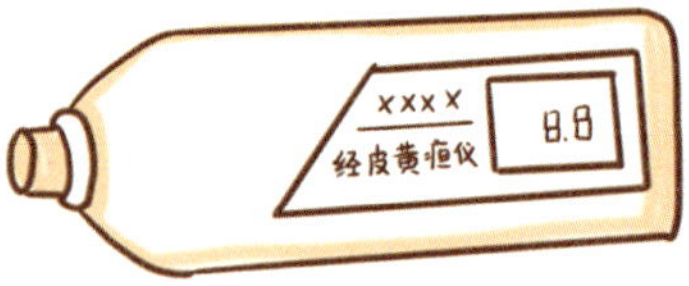

要想完全预防黄疸的发生是不可能的，但是家长可以做一些事情预防黄疸变严重。让宝宝多吃多排可以使胆红素通过大小便排出体外，这样黄疸水平不容易过高。通常新生儿期每天喂养8～12次，规律喂养会促进肠蠕动，减少肠道内的胆红素被重新吸收入血，从而预防严重的黄疸。

家长需要带宝宝定期随访，医生会使用黄疸仪测量经皮胆红素的数值，来评估宝宝黄疸程度。黄疸仪测量是一项无创操作，只需在宝宝的额头、胸部、腹部轻击就可以知道经皮胆红素的数值了。如果超过正常范围需要接受治疗，请一定要听医生的话，切莫因害怕宝宝住院而不去医院，以免延误治疗，导致严重的黄疸。

如何判断宝宝发生了严重的黄疸

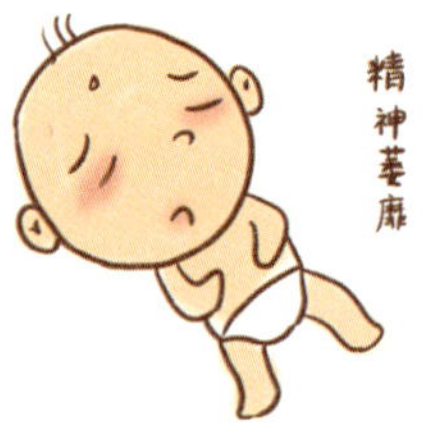

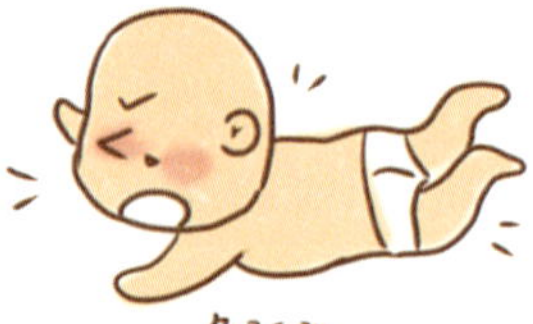

如果宝宝皮肤黄染伴有下列问题，可能已发生严重的黄疸，请及时到医院就诊。

（1）非常嗜睡，甚至不愿意醒来吃奶。

（2）非常烦躁，不想吃奶或者睡觉，奶量与之前相比明显减少。

（3）肌张力减弱，疲软无力。

（4）看上去很僵直，特别是手臂或者腿。

（5）背部或者颈部呈弓形，即角弓反张。

（6）尖叫或者哭声很大。

新生儿黄疸要怎么治疗

最常见的治疗黄疸的方法是光照疗法。光照疗法是通过一定波长的蓝光照射，促使宝宝皮肤中的胆红素从脂溶性转化成水溶性，从而容易被身体清除。以波长450～460 nm的光线作用最强，效果最佳，自然光中的蓝光强度不够，因此需要人工照射。光照疗法可以防止胆红素增高到较危险的水平，这需要几天的时间，取决于宝宝黄疸产生的原因。光照疗法也不是一劳永逸的治疗方法，停止光疗后仍有反弹的风险，因此结束治疗后还需要继续观察宝宝的皮肤黄染情况。

新生儿黄疸居家护理的误区

（1）晒太阳退黄疸

蓝光治疗退黄疸的原理是通过照一定波长的蓝光，让宝宝体内的胆红素转换成易清除的物质排出体外。太阳光中虽然含有蓝光，可能会对退黄有一定的效果，但是需要直接晒太阳而不是隔着玻璃晒太阳。目前，美国儿科学会（American Academy of Pediatrics，AAP）等权威机构都不建议让新生儿直接晒太阳，因为这会使皮肤被太阳光晒伤的风险增加。

（2）喝水、喝葡萄糖水退黄疸

胆红素主要通过排便的方式排出体外，给新生儿喝水或葡萄糖水，只会增加宝宝排尿的次数，并不会增加排便的次数。大量饮水还会使宝宝奶量减少，摄入量少反而不利于排便，适得其反。

第七节　宝宝大小便勤观察

排泄对人体来说非常重要，宝宝的大小便也有学问，学会观察宝宝的大小便，可以帮助妈妈判断宝宝的摄入量，对于预防和早期发现糖妈宝宝的低血糖很有意义。下面我们就来学习一下如何观察宝宝的大小便吧！

宝宝小便了怎么判断，每天几次小便正常

宝宝出生后的第一天，可能只排尿1次，之后小便的次数和量会逐渐增加。通常第二天至少小便2次。大约从出生后第4～5天开始，24 h内基本能达到小便6次。如果小便次数少于6次，就应该考虑宝宝是不是没有摄入足够的奶量。如果喂奶量足够，宝宝仍不排尿，需要请医生诊治。有的宝宝可能会排出粉红色尿液，这与尿液中有微量蛋白及尿酸盐结晶有关，加强喂养即可纠正。

宝宝出生后一周左右，妈妈可能发现女宝宝的尿布上出现少量血样黏液分泌物，这其实是新生儿假月经，不必惊慌。这是由于妊娠后期妈妈的雌激素进入胎儿体内，而出生后突然中断，形成类似月经的出血，属于正常生理现象，不需作任何处理，一般持续一周左右就会自然消失。

宝宝出生后的大便怎么是黑黑绿绿的，是不是不正常

新生儿出生的前三天，排出的大便是胎便，胎便的颜色呈墨绿色，较黏稠。胎便呈墨绿色是因为胎粪由羊水、黏液、皮屑和其他子宫内吸收的物质组成，是正常的大便颜色。待宝宝进食后，大便会逐渐变成黄色。

宝宝的大便是怎么变化的，正常大便是什么样

宝宝的大便颜色有一定的变化过程，通常需要2～3 d可以排净胎便。随着宝宝进食，大便逐渐变成过渡时期的棕色，再逐渐转为黄色。

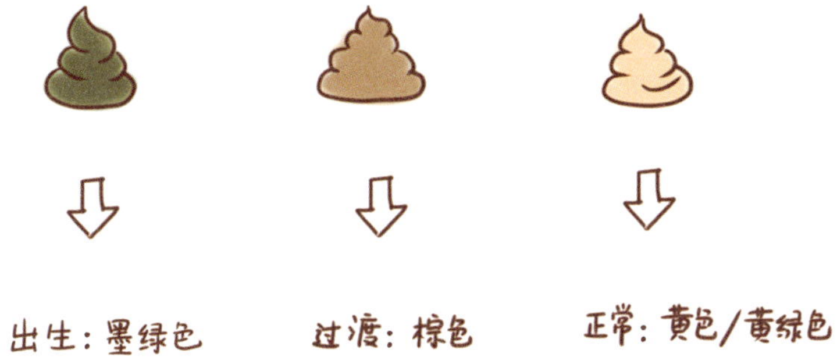

正常母乳喂养的新生儿一般每天3～4次大便甚至更多，呈黄色或金黄色软膏样，味道有点酸，但是不臭。吃母乳时大便次数多是由于母乳中含有丰富的寡糖，能够充分地刺激肠胃蠕动，因此大部分宝宝不会有硬便的情形，也不会有明显的臭味。配方奶喂养的宝宝与纯母乳喂养的相比，大便次数少，也会相对干燥、粗糙一些，稍硬如硬膏，大便颜色是土黄或金黄色，略带一些酸臭味，每天约1～2次。

宝宝的大便里有白色的颗粒，是不是消化不良了

宝宝大便中有白色的颗粒俗称奶瓣，是未完全消化的奶，多见于配方奶喂养的宝宝，如果大便中存在少量奶瓣，是不需特殊处理的。

宝宝每天大便几次才正常

宝宝每天正常排便的规律是——没有规律。在医学上，对于宝宝每日拉几次便便并没有绝对的标准。只要宝宝吃得好，生长发育正常，头围、身长、体重在正常范围内，不管是一天拉1次，还是一天拉好几次，甚至好几天拉1次，都是正常现象。

那些提示疾病状态的大便，妈妈要重视：

① 若宝宝大便呈果酱样的黑便、咖啡色便，提示存在消化道出血的可能；

② 若宝宝粪便带鲜血，提示可能存在乙状结肠、直肠及肛门疾病；

③ 若宝宝粪便稀若水样，提示发生腹泻；

④ 若宝宝排便次数减少（每周不超过2次），大便粗硬，或排便疼痛，排便特别用力，提示宝宝发生了便秘。

由于每个宝宝都有差异，所以只要排便的次数或大便性状偏离了这个宝宝往常的排便模式，跟平常有很大差别，那么家长都应引起关注。如果出现以上异常情况，需尽快带宝宝到儿科医院就医，排查病因，以免耽误治疗。

第八节　新生儿居家环境

给新生儿营造一个安静舒适、光线柔和的居家环境可以促进新生儿的良好生长，那我们就来学习一下如何营造良好的居家环境吧！

对婴儿房间的环境有什么要求，可以开空调吗

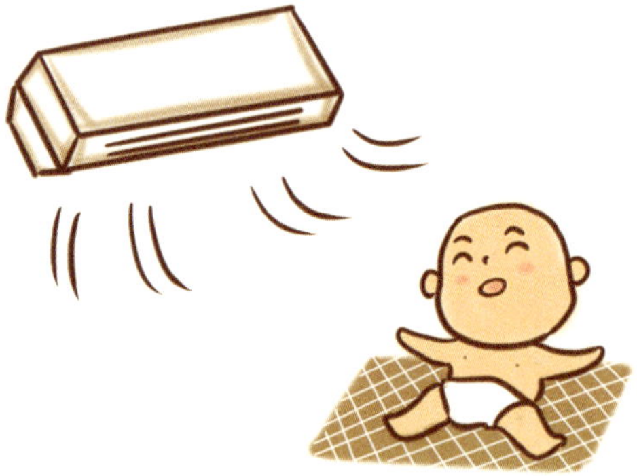

对于足月的正常新生儿，婴儿房最适宜的温度是22℃～24℃。若新生儿是早产儿，室温需要适当提升，一般维持在24℃～26℃为宜。房间的湿度对新生儿来说也非常重要，通常湿度在55%～65%较为适宜，太干或太湿都会引起新生儿的不适。在炎热的夏季，婴儿房可以使用空调。但是要注意的是，使用空调时注意避免让宝宝在风口下直吹，以免着凉。冬季可使用取暖设备来维持室温。若房间较干燥，可以使用加湿设备提高湿度，从而增加宝宝的舒适度。

婴儿房也需要通过每天开窗通风来保持空气清新，可以每天开窗通风2

次，每次最好能够超过30 min。在通风时，最好将新生儿移至其他房间，避免穿堂风，以免宝宝着凉。

吸烟有害健康，尤其是新生儿对烟味比较敏感，宝宝吸到二手烟也会影响肺的发育，所以大人在婴儿房内不要吸烟。若有在外吸烟者，回到家中需更换衣服，漱口、洗手后再照顾宝宝，以免烟味影响宝宝。

宝宝的照顾者最好是相对固定的人。在月子里，应尽量减少访客探视，因为宝宝在出生后第一个月还比较脆弱。若家中有人感冒、发烧、上呼吸道感染，最好不要接触宝宝，以免传染给宝宝。若妈妈有感冒等上呼吸道感染症状，需戴好口罩、洗净双手再喂奶。

宝宝床有什么要求吗

婴儿期母婴同室不同床是比较安全的，也就是6个月以内的宝宝和父母睡在一个房间，但是不睡同一张床。因为大人睡得过熟，可能会压到宝宝，或者被大人的被子盖住宝宝口鼻引起窒息。夜间宝宝吃奶时，可以将宝宝抱到床上，喂好后再将宝宝放回小床。

宝宝床是有讲究的。宝宝床要结实，材质应该符合安全标准，通常床的栏杆要高于60 cm，这样待宝宝长大一些，栏杆的高度足够，可以保障宝宝的安全。栏杆的间隙要适中，间隙过大，宝宝的脚容易滑出小床，过小又容易困住宝宝的四肢。另外，床垫不要选择太软的，也尽量不要使用羽绒被，棉质、丝质的被子更适合宝宝。

床头可以放置缓冲垫，以保护宝宝的头部，缓冲垫可以选择有一定硬度的垫板，并将缓冲垫固定在床头，以免滑落压住宝宝。

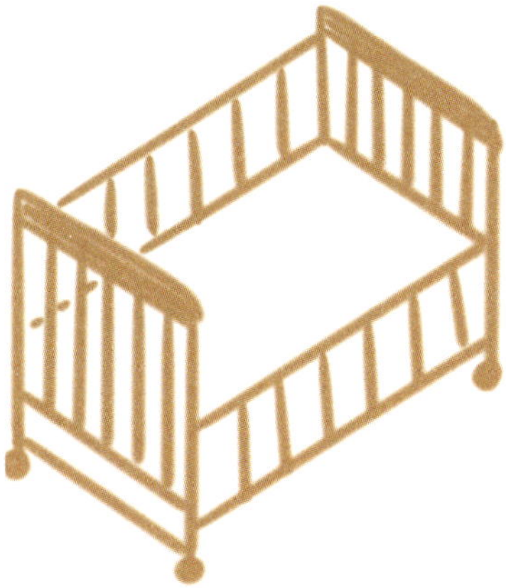

宝宝的头部周围尽可能不要堆放玩具、衣物，宝宝刚出生时头部的力量还很小，玩具等杂物一旦堵住宝宝口鼻，很容易引起窒息。

4个月以内的宝宝最安全的睡姿是仰卧位。采取仰卧位可以减少婴儿猝死综合征的发生，而俯卧位时风险会大大增加。宝宝俯卧时一定要有家长在旁看护，以免发生意外。由于新生儿的胃呈横位，胃的入口相对松弛，吃奶后直接放下容易溢奶、吐奶，在宝宝吃奶后可将头偏向一侧，防止吐出的奶吸入呼吸道引起吸入性肺炎。

总之，我们要给宝宝营造一个安静、清新的环境，将宝宝安置在舒适小床上，与爸爸妈妈在一个房间，让宝宝健康快乐地成长。

第九节　如何做好宝宝皮肤护理?

小宝宝皮肤柔嫩，角质层薄，防御能力差，易受损伤。因此，做好新生宝宝的皮肤护理十分重要。

宝宝出生第一天身上白白的物质是什么

新生儿出生后皮肤覆盖一层灰白色胎脂，胎脂对皮肤有保护作用。胎脂的多少有个体差异，生后数小时逐渐被吸收。由于胎脂对宝宝有保护作用，过早地清除胎脂容易造成宝宝低体温。因此，医院里通常在宝宝出生24 h之后再给宝宝洗澡。

宝宝的皮肤与成人有什么不同

新生儿的皮肤结构与成年人的不同，新生儿皮肤面积与体重之比要比成人大得多。因此，对于相同剂量的洗护品吸收得要比成人多，对过敏物质或毒性物的反应也强烈得多。新生儿皮肤薄，容易因摩擦而受损；控制酸碱能力差；皮肤色素层薄，易被阳光中的紫外线灼伤；皮肤抵抗力差，易发生过敏。新生儿皮肤也存在特殊的生理现象，通常会自行消退，不需特殊处理。

① 水肿：生后早期，宝宝的手、脚、小腿、眼窝等处容易出现水肿的现象，通常2～3 d后消失，这与新生儿水代谢不稳定有关，无须特殊处理。

② 新生儿红斑：是在宝宝的头面部、躯干及四肢出现的红色斑点，这些

红色斑点常在出生后1～2d内出现，大小不等，宝宝没有不适的感觉，通常也会在1～2 d内迅速消退。

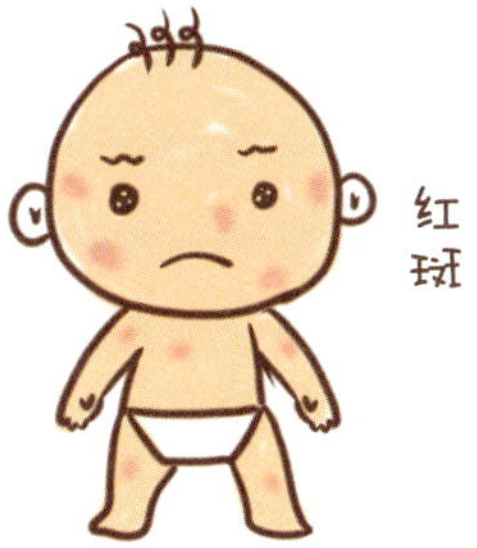

③ 粟粒疹：宝宝的鼻尖、鼻翼或面部长满黄白色小点，大小约1 mm，这是由于宝宝受母体激素的影响，皮脂分泌旺盛所致，一般需要4～6个月，这些黄白色小点能够自行吸收。但是千万不要随意挤出，以免引起局部感染。

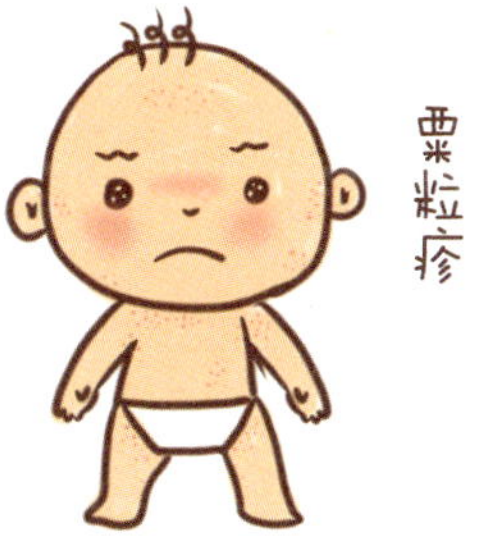

④ 汗疱疹：宝宝前胸、前额的针尖大小的疹子为汗疱疹，常发生在炎热的季节，是宝宝的汗腺功能还未发育完善、汗液未能及时排出导致的。

⑤ 青记：一些宝宝的背部、臀部会有蓝绿色斑，因蒙古人胎生青记的现象较多，也叫做蒙古斑。这是特殊色素沉着导致，随着宝宝年龄的增长会逐渐消退。

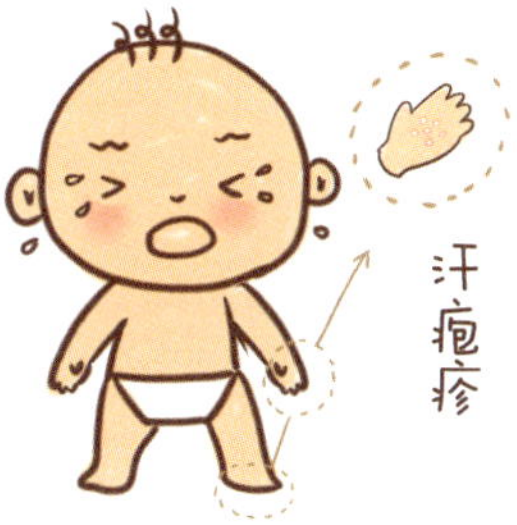

新生儿皮肤护理要点

做好宝宝的皮肤护理，既可以增进宝宝的舒适感，还可以预防宝宝皮肤过敏现象的发生。下面介绍一些宝宝皮肤护理的要点。

给宝宝洗澡可以清洁宝宝皮肤，促进血液循环。新生宝宝并不容易出汗，不需要每天洗澡，给宝宝洗澡太频繁也会使宝宝的皮肤变干。尤其是在寒冷的冬季，建议每隔一天或两天给宝宝洗澡即可。给宝宝洗澡时，建议给宝宝使用温和无味的皂液或沐浴露，通常每周使用1～2次沐浴露就足够了。

宝宝的手脚皮肤干燥是正常现象。当宝宝在妈妈肚子里时，周围都是羊水，湿度很大。出生后环境湿度下降，宝宝的皮肤也因环境湿度的骤降出现干燥蜕皮的现象，这种情况不需要特别处理。如果皮肤干燥皲裂，可以涂一些宝宝的保湿霜来缓解这个现象。但是，避免使用带香味的乳液，以免刺激皮肤给宝宝带来不适感。

不要随意处理宝宝皮肤红斑、粟粒疹，以免不当的处理损伤宝宝皮肤导致感染。可以给宝宝使用婴儿专用保湿霜来增加皮肤湿度，这样也能减少皮肤过敏的发生。但是，不建议使用爽身粉，因为粉末吸入会伤害宝宝的肺部。如果需要在宝宝的手上涂乳液，建议给宝宝戴手套，避免宝宝把涂了乳液的手放进嘴里，将乳液吃进肚子里。

宝宝衣物、包被的选择也非常重要，可以为宝宝穿纯棉、丝绸质地的衣物。最好避免穿毛绒、动物皮毛类的衣服，因为毛绒脱落容易被宝宝吸入，引发过敏。

还有比较脆弱的是宝宝的小屁股。要勤换尿布，并选择质地柔软、透气性好的尿布，以防发生红屁股。不建议每次大、小便后都用温水清洗，频繁地擦洗会削弱皮肤的屏障功能，使皮肤变薄，反而更容易红屁股哦！

总之，宝宝的皮肤与成人不同，更加脆弱、敏感。妈妈要学会识别宝宝皮肤的特殊状态，不要随意处理，做好宝宝皮肤的清洁、护理工作，让宝宝更加舒适。

第十节　配方奶喂养的注意事项

当母乳不够或服用某些药物期间不能进行母乳喂养时，为了不让宝宝饿肚子，我们要做好配方奶喂养。那么奶粉怎么冲？先倒水还是先倒奶粉？冲奶粉用多少度的水？这里面学问大着呢！

冲奶粉时先倒水还是先倒奶粉呢

冲奶粉正确的顺序是先倒水，再放奶粉。例如，要冲100 mL的奶，需要先在奶瓶中倒入100 mL的水。注意水的刻度需要平视，再按照奶粉说明倒入相应比例的奶粉。如果先放奶粉再倒水话，表面易形成膜，下面的奶粉易结块，不易溶解，而且剂量和比例会不准确。

冲奶粉的水用矿泉水好，还是用纯净水好

答案是，都不好。如果长期用纯净水冲奶会导致宝宝矿物质缺乏。而矿

泉水的硬度过高，也不适宜用来冲奶粉。冲奶粉最好选用煮沸并冷却到适宜温度的自来水。妈妈要正确选择哦！

冲奶粉的水温一般是多少度

一般建议用40℃左右的温水冲调奶粉最佳。如果水温高于75℃，会导致奶粉中的营养物质破坏并流失。使用高于40℃的水冲调奶粉，也需要放置一段时间后才能给宝宝喝，不然会烫伤宝宝。冲奶粉最好的方法是将水煮沸后放凉，冷却至40℃；也可以用凉开水和热开水兑成40℃。

冲奶粉“多一勺”和“少一勺”要紧吗

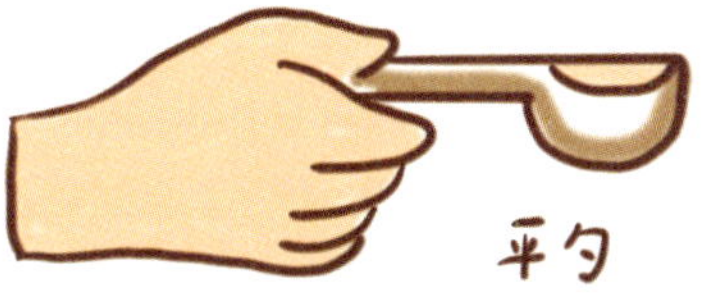

当然要紧，冲奶粉一定要严格遵照奶粉说明的比例去冲配，大多数奶粉配勺容量为30 mL，指一平勺的量，不可多得冒尖或不满一勺。在冲配时，要使用奶粉配勺，不能随意用其他勺子，否则会导致冲配比例不准确。多一勺会使奶粉浓度过高，难以消化；少一勺会使奶粉中能量不足，影响宝宝体格生长。另外，按比例冲好的奶粉，含水量已经有90%，对于6个月以内的宝宝来说，不会因为吃的是配方奶而缺水，因此不需要额外喝水。

很多长辈容易陷入这样的误区，认为“奶粉浓一点，营养更丰富，宝宝更扛饿”。然而实际并非如此。对于新生宝宝来说，肠道和肾脏功能发育有限，如果奶粉冲得太浓，超出肠道和肾脏的消化吸收能力，就容易造成便秘、消化不良甚至肠坏死等消化系统疾病，严重危害宝宝的健康。因此，奶粉多一勺使其太浓，只会给宝宝的消化系统增加负担。

还有的长辈有另外的执念，认为吃奶粉的宝宝应该多喝水，这样才不会上火。他们每次看到孩子的大便偏干，就认为宝宝是便秘，冲奶粉的时候就偷偷地少放半勺奶粉。实际上，喝配方奶的宝宝大便本来就比母乳喂养的要干、要硬。这既不是便秘，更不是上火。千万不要随意地减量或是给宝宝喝很多水，否则会增加宝宝肾脏的负担，还会引起宝宝生长发育迟缓。

怎样摇奶能让奶粉充分溶解

许多人都是用摇晃奶瓶的方式来溶解奶粉，或是上下摇，或是左右摇，甚至拿出调酒的阵势去摇，其实这些方法都错了。这些方法会导致冲配好的奶中存有较多气泡，宝宝喝了后容易出现打嗝、肠胀气等问题。正确的做法是用两手手掌中部夹住奶瓶的中上部，然后搓动奶瓶，让奶瓶在水平线上来回旋转，使奶粉充分摇匀。

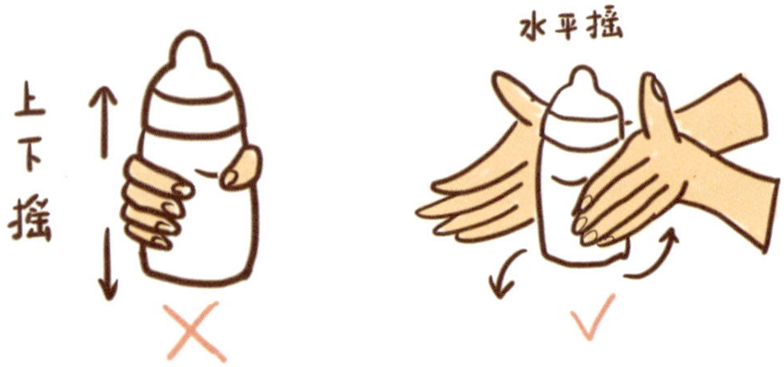

虽然冲奶粉听起来很简单，但是真正做的时候有很多误区。家长要避开误区，正确冲配奶粉，让宝宝茁壮成长！

血糖记录表

日期 时间		空腹	早餐后2 h	午餐后2 h	晚餐后2 h
月 日	周一				
月 日	周二				
月 日	周三				
月 日	周四				
月 日	周五				
月 日	周六				
月 日	周日				

血糖记录表

日期 时间		空腹	早餐后2 h	午餐后2 h	晚餐后2 h
月 日	周一				
月 日	周二				
月 日	周三				
月 日	周四				
月 日	周五				
月 日	周六				
月 日	周日				

血糖记录表

日期 \ 时间		空腹	早餐后2 h	午餐后2 h	晚餐后2 h
月　日	周一				
月　日	周二				
月　日	周三				
月　日	周四				
月　日	周五				
月　日	周六				
月　日	周日				

血糖记录表

日期 \ 时间		空腹	早餐后2 h	午餐后2 h	晚餐后2 h
月　日	周一				
月　日	周二				
月　日	周三				
月　日	周四				
月　日	周五				
月　日	周六				
月　日	周日				

血糖记录表

日期	时间	空腹	早餐后2 h	午餐后2 h	晚餐后2 h
月　日	周一				
月　日	周二				
月　日	周三				
月　日	周四				
月　日	周五				
月　日	周六				
月　日	周日				

血糖记录表

日期	时间	空腹	早餐后2 h	午餐后2 h	晚餐后2 h
月　日	周一				
月　日	周二				
月　日	周三				
月　日	周四				
月　日	周五				
月　日	周六				
月　日	周日				

血糖记录表

日期 \ 时间		空腹	早餐后2 h	午餐后2 h	晚餐后2 h
月 日	周一				
月 日	周二				
月 日	周三				
月 日	周四				
月 日	周五				
月 日	周六				
月 日	周日				

血糖记录表

日期 \ 时间		空腹	早餐后2 h	午餐后2 h	晚餐后2 h
月 日	周一				
月 日	周二				
月 日	周三				
月 日	周四				
月 日	周五				
月 日	周六				
月 日	周日				

血糖记录表

日期 \ 时间		空腹	早餐后 2 h	午餐后 2 h	晚餐后 2 h
月 日	周一				
月 日	周二				
月 日	周三				
月 日	周四				
月 日	周五				
月 日	周六				
月 日	周日				

血糖记录表

日期 \ 时间		空腹	早餐后 2 h	午餐后 2 h	晚餐后 2 h
月 日	周一				
月 日	周二				
月 日	周三				
月 日	周四				
月 日	周五				
月 日	周六				
月 日	周日				

血糖记录表

时间 日期		空腹	早餐后2 h	午餐后2 h	晚餐后2 h
月 日	周一				
月 日	周二				
月 日	周三				
月 日	周四				
月 日	周五				
月 日	周六				
月 日	周日				

血糖记录表

时间 日期		空腹	早餐后2 h	午餐后2 h	晚餐后2 h
月 日	周一				
月 日	周二				
月 日	周三				
月 日	周四				
月 日	周五				
月 日	周六				
月 日	周日				

血糖记录表

日期 \ 时间		空腹	早餐后 2 h	午餐后 2 h	晚餐后 2 h
月 日	周一				
月 日	周二				
月 日	周三				
月 日	周四				
月 日	周五				
月 日	周六				
月 日	周日				

血糖记录表

日期 \ 时间		空腹	早餐后 2 h	午餐后 2 h	晚餐后 2 h
月 日	周一				
月 日	周二				
月 日	周三				
月 日	周四				
月 日	周五				
月 日	周六				
月 日	周日				

糖妈的随笔

日期：　　　　　　天气：　　　　　　心情：

糖妈的随笔

日期:　　　　　　天气:　　　　　　心情:

糖 妈 的 随 笔

日期：　　　　天气：　　　　心情：

糖妈的随笔

日期：　　　　天气：　　　　心情：

糖妈的随笔

日期：　　　　　　天气：　　　　　　心情：

糖妈的随笔

日期：　　　　天气：　　　　心情：

糖妈的随笔

日期：　　　　　　天气：　　　　　　心情：

糖妈的随笔

日期：　　　　天气：　　　　心情：

糖妈的随笔

日期：　　　　天气：　　　　心情：

糖妈的随笔

日期：　　　　天气：　　　　心情：